AF296359

CONTRIBUTION A L'ÉTUDE

DE LA

RADIOGRAPHIE

Appliquée aux projectiles logés dans la Tête

PAR

Le Dr J. GALÈS

DE L'UNIVERSITÉ DE PARIS

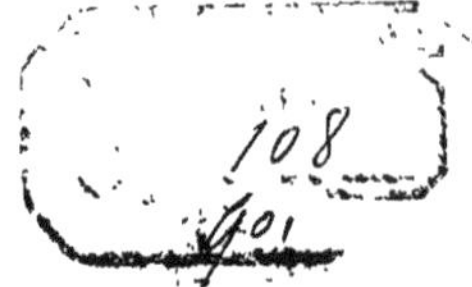

LIBRAIRIE MÉDICALE ET SCIENTIFIQUE
JULES ROUSSET
PARIS. — 36, Rue Serpente. — PARIS
(EN FACE LA FACULTÉ DE MÉDECINE)

1901

CONTRIBUTION A L'ÉTUDE

DE LA

RADIOGRAPHIE

Appliquée aux projectiles logés dans la Tête

BIBLIOTHÈQUE NATIONALE RF IMPRIMÉS

PAR

Le Dr J. GALÈS

DE L'UNIVERSITÉ DE PARIS

LIBRAIRIE MÉDICALE ET SCIENTIFIQUE

JULES ROUSSET

PARIS. — 36, Rue Serpente. — PARIS

(EN FACE LA FACULTÉ DE MÉDECINE)

1901

67

8

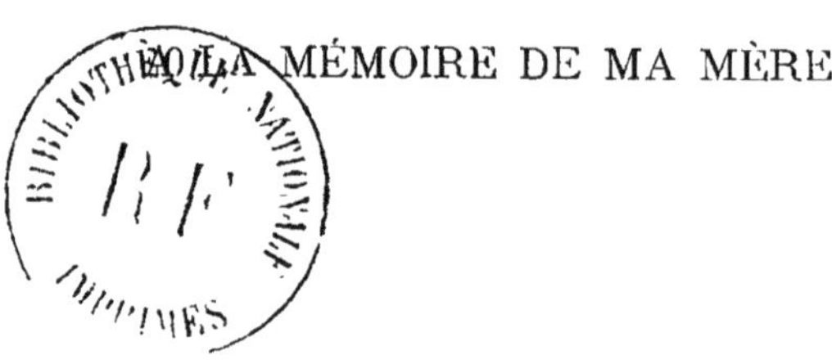

A LA MÉMOIRE DE MA MÈRE

A MON PÈRE

Faible témoignage de reconnaissance.

A MES PARENTS

A MES AMIS

BIBLIOTHÈQUE NATIONALE — R F

A MON PRÈSIDENT DE THÈSE

MONSIEUR LE PROFESSEUR LE DENTU

Professeur de Clinique Chirurgicale
A l'Hôpital Necker
Membre de l'Académie de Médecine
Officier de la Légion d'Henneur

INTRODUCTION

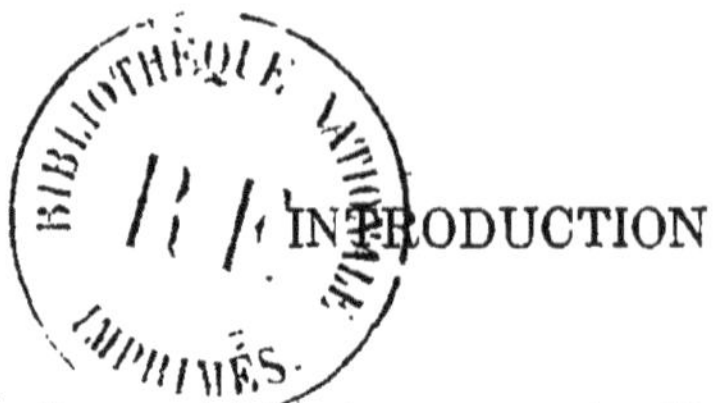

La radiographie est sans contredit une des plus heureuses applications qui aient été faites à la chirurgie, d'une découverte de physique. Elle a permis de tenter avec succès des interventions utiles qui avaient été abandonnées par la plupart des chirurgiens à cause des dangers qu'elles faisaient courir au blessé.

Il en était ainsi pour l'extraction des projectiles logés dans la tête. Il est en effet fréquent, avec les revolvers du commerce, de voir la balle, douée d'une force vive assez peu considérable si on la compare à celle des revolvers d'ordonnance de l'armée, percer la boîte osseuse et s'arrêter dans le cerveau. La présence de ce corps étranger dans l'encéphale se révèle par des symptômes fonctionnels graves, qui arrivent à une époque plus ou moins éloignée de l'accident et auxquels le blessé échappe bien rarement. Seule l'extraction du projectile peut diminuer la fréquence de ces accidents tardifs, et de tous les moyens d'investigation employés pour la rechercher, il n'y a que la radiographie faite avec méthode qui ait permis d'y arriver directement et en produisant le moins de dégâts possible.

Sur les conseils de M. Mauclaire, professeur agrégé qui a bien voulu nous communiquer quelques observations, nous avons essayé de traiter ce sujet dans notre thèse inaugurale. Que M. Mauclaire nous permette de lui adresser ici tous nos remerciements ; nous lui serons toujours reconnaissants de cette marque de bienveillance. Nous remercions également M. G. Contremoulins de l'obligeance avec laquelle il nous a communiqué tout ce que pouvait nous intéresser au sujet de son appareil.

Nous n'oublierons jamais ceux à qui nous devons notre éducation professionnelle, et au moment de terminer nos études médicales, nous tenons à exprimer toute notre gratitude à nos maîtres de Lille et de Paris et particulièrement à M. Augier.

M. le professeur Le Dentu nous a fait l'honneur d'accepter la présidence de notre thèse ; nous le prions de vouloir bien recevoir l'hommage respectueux de notre reconnaissance.

Nous étudierons successivement :

Chap. I — Les accidents tardifs provoqués par le séjour d'une balle dans la cavité intra-crânienne.

Chap. II. — Les différents procédés employés pour la recherche des balles intra-crâniennes avant la radiographie.

Chap. III. — Utilité des rayons de Röntgen pour l'étude des plaies pénétrantes du crâne.

Chap. IV. — Les méthodes approximatives destinées à localiser les projectiles logés dans la tête.

Chap. V. — Les méthodes exactes.

Ensuite viendront quelques observations montrant les résultats obtenus avec les diverses méthodes radiographiques.

Enfin les conclusions.

Accidents tardifs provoqués par le séjour d'une balle dans la cavité intra-crânienne

Méningo-encéphalite. — Abcès du cerveau. — Irritation du cerveau et de la dure-mère. — Migration de projectile. — Statistiques.

Il ressort des observations que nous avons eues sous les yeux en préparant notre travail, qu'il arrive bien souvent, notamment dans les tentatives de suicide, que les plaies pénétrantes du crâne par projectiles de petit calibre, soient remarquables par le peu d'intensité des symptômes immédiats. Cela n'a rien qui doive étonner, si l'on se rappelle, comme le remarque Duret, que les traumatismes transversaux du crâne ont moins d'action sur le bulbe que les traumatismes centraux et postérieurs. Il n'est pas rare que le blessé conserve toute sa connaissance après l'accident et quelquefois même il fait, seul, à pied, le chemin qui le sépare de l'hôpital. Sans les affirmations du patient et le trou noir du crâne d'où s'échappe un peu de sang, le chirurgien qui voit le sujet pour la première fois ne pourrait soupçonner la gravité de la blessure. Mais ce calme est de peu de durée : trop souvent dans la première semaine, la méningo-encéphalite éclate, et si le malade y échappe grâce à des soins appropriés (désinfection de la blessure et du trajet extra-cérébral), quand il quitte l'hôpital au bout de quelques semaines, se portant, semble-t-il, aussi bien qu'avant son accident, il ne peut pas se dire guéri. Sa situation reste des plus précaires ; il est exposé à des accidents plus ou moins graves, pouvant survenir à une époque plus ou moins éloignée, des mois et même des années, et leur gravité est telle qu'ils peuvent entraîner la mort.

Ces accidents sont sous la dépendance de l'infection portée par la balle dans le cerveau, et des altérations produites dans le tissu nerveux par le corps étranger qui y séjourne.

Il résulte des expériences de M. Laveran qu'au sortir de l'arme, la balle de revolver est rarement aseptique. D'ailleurs le serait-elle, elle perdrait cette qualité au contact des cheveux et de la peau chargés-de matières septiques. C'est pourquoi bon nombre des accidents produits par les balles perdues dans le cerveau ont une origine infectieuse.

Tout d'un coup, sans prodromes, au bout de plusieurs années, peut éclater une méningo-encéphalite diffuse, comme dans cette observation du Dr Geschwind, de Nevers, communiquée par M. Berger à la Société de Chirurgie en 1887.

OBSERVATION I.

Méningo-encéphalite diffuse survenant quatre ans après une blessure du cerveau par arme à feu. — Mort. — Autopsie. (GESCHWIND *et* BERGER. *Bull Soc. Ch. 1887.* p. 592.

Je voulais profiter, dit-il, pour quelques exercices opératoires, du cadavre d'une fille publique morte dans le service d'un de mes confrères à l'hôpital. Le diagnostic du décès portait *méningite* et en ouvrant le crâne, je trouvais en effet la couche de pus verdâtre d'une méningite de la convexité avec quelques traces d'encéphalite superficielle de la substance corticale du cerveau. Mais notre étonnement fut grand en découvrant logée dans la fosse occipitale supérieure gauche, entre les méninges et l'os qui n'en gardait pas l'empreinte, une balle de revolver du volume d'un gros pois.

Du point où se trouvait la balle partait dans la substance cérébrale même, une cicatrice très nette qui traversait ainsi toute la surface supérieure du cerveau pour aboutir à quelques millimètres au-dessus du chiasma optique et de l'entrée du nerf optique gauche dans l'orbite. Les parties visibles des nerfs crâniens ne paraissaient pas avoir été lésées.

Du côté des os de l'orbite et de la peau de la région, je ne pus trouver trace de fracture ou de cicatrice, même à la loupe. J'allai aux informations, et dans la maison qui occupait cette fille, j'appris que, *quatre ans auparavant*, étant dans un établissement de même nature à Cosne, elle avait eu une discussion avec un commis voyageur, lequel lui avait tiré un coup de revolver dans la région de l'œil, qu'elle avait traîné la jambe et s'était servie difficilement du bras de ce côté pendant quelques mois, mais que le tout s'était assez bien remis pour lui permettre de reprendre activement son métier. Elle continuait à l'exercer, quand, une huitaine de jours auparavant, elle avait été prise subitement *d'une attaque* en jouant aux cartes tranquillement ; on l'avait transportée à l'hôpital où elle était morte sans qu'il eût été question du coup de feu reçu quatre ans auparavant. Il n'y avait pas de traces de tubercules.

Sans aucun doute, on ne peut invoquer ici d'autre cause de la mort, que la balle septique logée dans le cerveau depuis *quatre ans* et n'ayant donné lieu qu'au début à quelques symptômes de peu d'importance. Un autre fait à dégager de cette observation, à notre avis, c'est la cicatrisation très nette du trajet, sans trace de pus en un point quelconque. Il peut être opposé à celui que citait M. Le Dentu en 1894, à la Société de Chirurgie, au moment de la discussion sur les plaies pénétrantes du crâne (Obs. XI). A l'autopsie d'un blessé mort d'accidents cérébraux, il trouva la balle entourée d'une membrane enkystante, le cerveau absolument sain tout autour, tandis que le trajet intra-cérébral de la balle était rempli de pus. Nous opposons ces deux observations l'une à l'autre, parce que l'on avait semblé conclure de cette dernière que les choses se passaient ainsi le plus souvent et que par conséquent la balle perdue dans le cerveau n'était rien, le trajet était tout (Gouvernaire.)

La méningo-encéphalite diffuse est assez rare comme accident tardif des blessures cérébrales ; le plus ordinairement le pus se collecte. Dans ce cas Von Beck a montré que certains abcès d'abord diffus, puis secondairement enkystés, prennent sous des influences difficiles à préciser une activité nouvelle. « Il y a, dit-il, des abcès aigus qui au lieu d'évoluer à la hâte et d'aller s'ouvrir du côté de l'arachnoïde ou des ventricules, en provoquant une méningite suppurée mortelle, se calment et tendent à s'enkyster. Dès le quinzième ou vingtième jour, il peut y avoir des traces de cet enkystement qui devient complet vers le deuxième ou le troisième mois ; la paroi consiste d'abord seulement en une nappe de granulations, nappe qui devient peu à peu plus épaisse et plus dense, et dont les parties externes se transforment en tissu cicatriciel : lorsque la poche est complète et ancienne, elle comprend une couche interne de cellules de grosseur différènte, avec une couche moyenne formée d'un réseau de vaisseaux, une couche externe fibreuse et dense. Même aussi parfaite, la poche ne constitue pas un obstacle invincible pour le pus. Des collections qui paraissent tout à fait calmées peuvent prendre une activité nouvelle : la membrane subit en partie la transformation purulente ; alors, ou bien le tissu cérébral voisin s'œdématie et suppure à son tour, ou bien la collection restée silencieuse des mois ou des années se rompt dans l'espace sous-arachnoïdien ou dans les ventricules. »

Cette évolution de l'abcès cérébral explique la symptomatologie frustè que l'on observe après une période d'accidents sérieux ou insignifiants. Il peut rester ainsi latent jusqu'à la mort, mais d'autres fois il se fait, sous l'influence d'un traumatisme, d'une maladie.fébrile, sans cause apparente même, une poussée virulente qui détruit l'enkystement et l'abcès traduit sa présence par des symptômes plus accusés.

Tantôt c'est de la fièvre à oscillations plus ou moins grandes, des frissons, etc., dont la cause se trouve dans l'existence du foyer de suppuration. Tantôt de la céphalalgie, des vertiges, de l'agitation, des vomissements, du ralentissement et de l'irrégularité du pouls et de la respiration, de la stase pupillaire dus à l'augmentation de la pression intra-crânienne, et présentant par conséquent ces deux caractères : d'être en rapport avec tout ce qui peut congestionner l'encéphale, poussées fébriles, repas, ingestion d'alcool, décubitus dorsal, et aussi d'être hors de proportion avec le volume de l'abcès, à moins qu'il ne s'agisse toutefois de collections extra-durales. L'abcès, en effet, ne comprime pas par lui-même, puisqu'il se substitue à une quantité approximativement égale de tissu nerveux ; il agit par l'œdème infectieux qui l'entoure, œdème qui dépend en grande partie des connexions vasculaires et des qualités septiques du foyer.

D'autres fois, enfin, lorsque la collection purulente se trouve située dans la zone cortico-motrice ou au voisinage d'un centre psycho-sensoriel, elle manifeste sa présence soit par de la paralysie ou des convulsions épileptiformes, de l'anesthésie ou de l'hyperesthésie suivant que le centre moteur et sensitif est détruit ou simplement excité, soit par des troubles de l'intelligence, de la vue, de l'ouïe, ou de l'odorat.

Ce sont là les accidents que présentaient les trois blessés qui font l'objet des observations suivantes et la présence de la balle au milieu du foyer purulent, ne peut faire douter qu'elle n'en ait été la cause.

OBSERVATION II

Plaie pénétrante du crâne par coup de revolver. — Accidents tardifs nécessitant l'intervention six mois après. — Abcès cérébral. — Mort.

DURET (*J. des Sciences Médicales de Lille*, 1899, i, p. 304).

Dans le courant du mois de juin 1898, un jeune homme légèrement déséquilibré se tira une balle de revolver dans la région temporale droite. Il ne perdit pas connaissance et après quelques secondes d'égarement reprit pleinement ses sens et put se coucher seul. La plaie fut pansée et quelques jours après le malade était entièrement rétabli.

Il semblait donc d'abord que la méthode abstentionniste avait eu ici de bons résultats. Mais au bout de quelques semaines, le blessé constata chez lui quelques défaillances de la mémoire. En août, il eut des vertiges et des accès épileptiformes. Ses accès se répétèrent plusieurs fois par jour. Le malade ne croit pas avoir eu la fièvre à cette époque. En décembre, il entre à l'hôpital de la Charité. Son état depuis plusieurs mois ne s'est guère modifié : il éprouve de la fatigue physique et mentale, et se trouve incapable de fournir une somme ordinaire de travail journalier. Il n'a aucun signe de paralysie ni d'anesthésie. On constate simplement un peu de raideur dans le poignet gauche ; il n'y a pas de compression.

En somme le malade est décidé à subir une intervention chirurgicale à cause de l'abaissement progressif de ses facultés intellectuelles.

... La dure mère mise ainsi à nu fut trouvée noire en un point correspondant à l'orifice d'entrée de la balle dans la boîte crânienne. Je ponctionnai au bistouri la dure-mère en ce point et donnai aussitôt issue à du pus. J'agrandis l'orifice de ponction et tombai dans une cavité purulente occupant la région sphénoïdale jusqu'à la pointe du rocher. Après avoir abstergé la région, j'introduisis le doigt et pus sentir vers la selle turcique un petit corps dur, mobile, qui était évidemment la balle. J'eus quelque peine à l'extraire au moyen de fines pinces longuettes ; j'y parvins cependant sans avoir fait d'importants dégâts...

L'observation suivante ressemble par bien des points à la première : même bénignité apparente des premiers symptômes, même reprise des accidents peu de temps après. Mais ici, la mort arriva plus tôt et l'état antécédent du malade laissait planer un doute sur la valeur des accidents.

Observation III

Méningocèle traumatique chez un paralytique général. — Deux
balles dans le cerveau. — Mort trois mois après l'accident.
—Deux abcès de la première circonvolution frontale gauche.
(Résumée) par M. Tuffier, int. des hôpitaux, aide d'ana-
tomie (Note communiquée à la Soc. anat. Août 1883).

A. G..., 52 ans, maroquinier, entre le 30 avril 1883 à la Pi-
tié, dans le service de M. Verneuil.

Le 7 avril dernier, il voulut se tuer dans les conditions suivantes : il se tira un premier coup de revolver dans la région
frontale ; il avait appuyé la gueule du canon sur le front, la
balle dévia et lui fit une légère écorchure ; il recommença immédiatement, cette fois le projectile pénétra et après avoir
tourné une ou deux fois sur lui-même, le blessé tomba à terre.
Toutefois, il n'avait pas perdu connaissance, il saisit son arme
de nouveau et se déchargea un troisième coup de revolver dans
la même région, il s'affaissa de noùveau et il était sur le point
de reprendre son arme quand on intervint. Il avait alors toute
sa connaissance, les trois plaies du front donnaient beaucoup
de sang, on lui fit un pansement et on le ramena en voiture
chez son frère à trois lieues de là. Il put faire le soir même
plusieurs centaines de mètres sans éprouver la moindre difficulté à marcher. Il mangea le soir et la nuit se passa très bien.
Il en fut de même des jours suivants. Le malade constata seulement qu'il urinait très souvent et que la quantité d'urine était
augmentée, qu'à chaque fois que l'on défaisait son pansement,
il se faisait au niveau de la plaie un bruit semblable à celui *que*
produirait une pompe aspirante et foulante. Bref, à son entrée
à l'hôpital le 30 avril, on constate une tumeur constituée par du
liquide céphalo-rachidien. Il n'existe aucune espèce de trouble
de la motilité ou de la sensibilité générale ou spéciale. L'état
général est excellent. L'examen des urines permet de constater

une glycosurie notable, mais la parole scandée, le tremblement de la langue, les idées de persécution sont caractéristiques de la paralysie générale.

Le 5 juin, le malade quitte le service guéri de son méningocèle et se remet aussitôt à travailler. Il put vaquer à ses occupations pendant un mois, mais alors il commença à ressentir une céphalalgie assez violente, des vertiges, des étourdissements et il constata que de temps en temps sa mémoire s'affaiblissait. Il rentre à l'hôpital le 9 juillet, M. Verneuil discute la nécessité d'une intervention et conclut à l'abstention, à cause de la paralysie générale antécédente. Les jours suivants, accès épileptiformes, contracture généralisée, perte de toute faculté intellectuelle et de toute sensibilité, relâchement des sphincters, élévation de la température. Le 21, le malade succombe dans le coma.

L'autopsie est pratiquée trente heures après la mort. A l'ouverture de la première circonvolution frontale gauche, environ à six millimètres de profondeur au-dessous de la couche grise et en plein dans son centre, on trouve un premier abcès du volume d'une noix contenant du pus bien lié ; au centre de l'abcès une balle enchâssée dans la substance blanche. C'est un projectile de neuf millimètres. En dehors de ce premier abcès s'en trouve un second, un peu moins volumineux, communiquant avec le premier par un orifice étroit, le second abcès contient l'autre balle, et autour de ces abcès, la substance blanche est congestionnée : il présente un piqueté très serré. Le reste du cerveau est sain.

Le troisième blessé est un malade de la clinique de Von Bergmann dont A. Köhler annonçait la mort à la Société médicale militaire de Berlin. Quelques mois auparavant ce blessé était sorti de l'hôpital et il était considéré comme complètement guéri.

Observation IV.

*Abcès cérébral survenant deux mois et demi après une plaie de
la tête par balle de revolver. — Opération. — Mort. —
Autopsie.*

Berger.Clinique chirurg. de Lariboisière (*Sem. méd.*, 1889) p.73

.....Deux mois et demi après avoir repris sa vie habituelle, il
commença à se plaindre de céphalalgie continue ; il fut pris de
vomissements, d'accès épileptiformes avec ralentissement du
pouls ; en même temps, on constatait l'existence d'une névrite
optique du côté droit. L'état s'aggravant, on eut recours à la
trépanation et à l'agrandissement au ciseau de l'orifice d'entrée
du projectile, et comme cette opération ne permettait pas de
découvrir la cause des accidents, on incisa la dure-mère et on
pratiqua également sans succès une ponction exploratrice dans
la substance cérébrale. Trois jours après seulement, un abcès
cérébral s'ouvrit spontanément dans la plaie entraînant l'élimi-
nation d'une esquille et d'un fragment de plomb. Malgré l'amélioration qui suivit d'abord cette évacuation, la fièvre persista
et le blessé succomba le 36e jour après l'opération à des accidents de pyélo-néphrite. Quoique l'ouverture du cerveau eût
permis de constater l'absence de suppuration et de corps étranger dans le crâne, il est permis de supposer que la complication cérébrale n'avait pas été étrangère aux accidents de nature
assez obscure qui déterminèrent la mort.

Lorsque la balle s'est arrêtée dans une zone du
cerveau ne contenant que des centres d'association, ou
les fibres qui les réunissent aux centres moteurs, sensitifs ou psycho-sensoriels, l'abcès peut évoluer d'une
façon encore plus insidieuse, et s'il n'agit pas à distance
sur ces centres, la mort peut survenir sans symptômes.
On constate alors que l'abcès occupait soit le centre
du lobe frontal, soit la partie postéro-externe du lobe
occipital. A ces localisations profondes ne correspondent

pas de symptômes appréciables lorsque les conducteurs du centre ovale ne sont pas absolument interceptés et c'est ainsi que l'abcès cérébral occupe une place importante dans l'étiologie de la mort subite.

Garland qui fit sa thèse sur ce sujet en rapporte plusieurs cas. Voici l'un d'eux.

Observation V

Plaie du crâne par coup de feu. — Accès épileptiformes 18 mois après. — Mort subite. — Autopsie. — Garland : *Dissertation sur les morts subites et imprévues. (Thèse.* Paris 1832.)

Un militaire reçut au front un coup de feu, à la suite duquel il conserva une fistule qui se ferma et s'ouvrit plusieurs fois ; dix-huit mois après, il devint triste ; la tête constamment douloureuse ; la peau du crâne extrêmement sensible. Tout à coup il est pris d'un violent accès d'épilepsie, et meurt subitement. A l'ouverture du cadavre, on trouva le lobe antérieur droit presque entièrement converti en pus ; au milieu du foyer, une balle aplatie sur un côté, déchirée sur son bord, pesant environ sept gros, entourée d'une sorte de bourse membraneuse, ayant un pédicule d'un pouce de longueur, qui adhérait intimement à la méninge, à l'endroit de la fistule.

Mais ce n'est pas toujours du pus que l'on rencontre autour d'une balle abandonnée dans la cavité crânienne. D'après des expériences de M. Chipault, celle-ci dépose, disperse autour d'elle dans son trajet cérébral, les débris de vêtements, de cheveux et de peau qu'elle a entraînés avec elle : presque toujours dans ses quatre ou cinq premiers centimètres ; au-delà débarrassée d'eux, elle peut être stérile. Sur 12 balles d'un revolver de 9 millimètres, tirées à une distance de un mètre sur deux chiens de petite taille, quatre se sont trouvées dans ce cas.

La balle ainsi redevenue aseptique a plus de chances d'être tolérée par le cerveau, mais étant donnée la structure délicate de la substance cérébrale, on comprendra que ces chances soient bien faibles. Aussitôt que le corps étranger a pénétré, il se produit une réaction du tissu nerveux, bien étudiée par Vulpian et Flourens, Hayem, Weiss, qui se traduit par les caractères ordinaires de l'inflammation et de l'infection : ralentissement de la circulation, diapédèse, néo-formation des vaisseaux, prolifération de la névroglie. Finalement celle-ci s'organise et aboutit à la formation d'une capsule fibreuse qui enserre le corps étranger. Tandis que la membrane d'enveloppe vit par ses adhérences avec les tissus voisins, sa face interne est séparée du projectile par une couche de sérosité citrine. La tolérance peut être ainsi parfaite tant que les choses restent en cet état, mais la paroi du kyste, par une cause anatomique non encore élucidée, peut subir des dégénérescences remarquables, ainsi que le fait remarquer A. Broca au sujet des cicatrices du cerveau. Ces lésions ont une évolution progressive, ont tendance à s'associer à plus ou moins de ramollissement et d'encéphalite, leur marche est très insidieuse, ce qui concorde bien avec le temps souvent trop long qui sépare le trauma initial des symptômes tertiaires.

Il n'est pas nécessaire que la paroi du kyste dégénère, qu'il y ait du ramollissement ou de l'encéphalite pour que l'on s'aperçoive du séjour de la balle dans le cerveau. Par sa seule présence, en déterminant une gêne dans la circulation intra-cérébrale et suivant l'endroit où elle est située, elle peut donner naissance. à des accidents plus ou moins sérieux qui sont les mêmes que ceux dont nous avons parlé plus haut au sujet des abcès. Ces symptômes se développent le plus souvent sous l'influence d'une congestion passagère. Un corps étranger, siègeant en dehors du cerveau entre le crâne et la dure-mère, peut irriter celle-ci et donner lieu à de certains moments à de la céphalalgie, à des accidents épileptiformes, à des paralysies avec ou sans contracture.

OBSERVATION VI

Coup de revolver à la tête. — Céphalalgie. — Craniectomie. — Extraction du projectile et de fragments osseux. — Guérison. — DELORME. (Société de Chirurgie, 29 juin 1892.)

En mars 1890, dans une tentative de suicide, le malade se tira deux balles de revolver de 8 millimètres. L'un des projectiles produisit à la partie antérieure et supérieure du pariétal gauche une fracture des deux tables, qui est plutôt une perforation avec présence de la balle. C'est une fêlure des deux tables à bords écartés.

La masse de plomb mou, aplatie et laminée par son contact oblique, s'est engagée entre les lèvres de la fêlure, a glissé entre la dure-mère intacte et la table interne du crâne, une toute petite partie de la balle restant fixée entre les bords refermés de la plaie osseuse. Un fragment peu étendu et libre du projectile s'est dévié au contact de l'os et a perforé le cuir chevelu près de l'orifice d'entrée.

D'autres fragments minuscules ont pénétré la dure-mère.

A partir de l'accident, le blessé éprouve des douleurs locales intermittentes, surtout pendant le travail, sans contractures. Il prie d'intervenir.

Couronne de trépan au niveau de la fêlure. L'agrandissement avec la pince coupante permet d'extraire le projectile facilement, plus quelques fragments déprimés de la table interne

et huit minuscules fragments implantés dans la dure-mère
dont ils ne dépassaient pas les limites. Les douleurs cessèrent
après l'opération et n'ont pas reparu.

Actuellement (1892), depuis deux ans, la brêche osseuse qui
mesurait 3 cm. 5 de hauteur est comblée par un tissu de
résistance osseuse, déprimé, et en aucun point l'application du
doigt ne permet de constater le moindre soulèvement.

OBSERVATION VII

*Plaie pénétrante du crâne par coup de feu. — Mort dans le
coma en pleine convalescence. — Autopsie. —* M. le médecin
principal FLESCHUT. (*Gazette des Hôpitaux*, 1870, p. 587.
Résumée.)

A la prise du col de Mouzaïa, mai 1840, le Dr Beugny reçut
un coup de feu à la tête. Une partie seulement du projectile a
dû pénétrer dans la cavité crânienne. Hémiplégie complète.
Quatre mois après, M. Beugny avait déjà recouvré quelques-
uns des mouvements du membre inférieur, mais le bras se
mouvait difficilement et la sensibilité y était encore très impar-
faite. Les muscles de la face restaient à demi paralysés et la
langue légèrement déviée ; aussi, quoique la mémoire fût intacte
et l'intelligence conservée, la parole demeurait encore un peu
embarrassée et difficile, toutes les autres fonctions s'exécutant,
du reste, normalement. Deux mois et demi plus tard M. Beugny se croyant déjà hors de péril ne sut résister à l'envie de
manger des praires (coquillages) dont il crut devoir malheureusement faciliter la digestion, en général assez difficile, par
quelques verres d'un vin blanc généreux. Dès le soir même, des
accidents graves se développèrent : hémiplégie complète, parole
lente presque impossible, coma. Le malade meurt le lendemain
matin.

A l'autopsie, on trouva un enfoncement du pariétal de 4 à 5
millimètres, et la dure-mère adhérente à l'esquille, qui dépri-
mait le lobe moyen ; la trace du projectile y était marquée par
une ligne grisâtre d'une longueur de 3 centimètres, pénétrant

à une profondeur de dix millimètres dans l'épaisseur de la substance cérébrale. A ce point, on rencontra un noyau résistant formé par une coque fibreuse renfermant la moitié d'une balle un pèu déformée par sa rencontre avec le bord postérieur du pariétal. Dans le voisinage, la substance cérébrale avait conservé sa couleur et sa consistance normales. Ni épanchement, ni congestion à la base ou dans les ventricules.

OBSERVATION IX

Balle trouvée dans le cerveau d'un sujet ayant présenté des attaques d'épilepsie pendant son existence. RICARD (*Gaz. des Hôp.*, 1888, p. 120.) Résumée.

Le nommé A. J..., employé, âgé de 38 ans, entre à Cochin le 24 mai 1881, dans le service de M. Th. Anger. Il présente à l'index droit une plaie profonde produite par une scie circulaire. Il meurt le 3 juin du tétanos.

Autopsie. — Examen des viscères abdominaux, négatif. Quelques adhérences pleurales. Moelle saine, sauf une congestion manifeste dans la région cervicale.

L'hémisphère cérébral gauche était sain. Dans l'hémisphère droit, au niveau du lobe sphénoïdal se trouvait une adhérence entre les méninges et la substance cérébrale. Au niveau de ce point adhérent, une coupe transversale du cerveau montre une balle déformée à pointe aplatie, siégeant à une profondeur d'un à deux centimètres dans la substance cérébrale. Cette balle avait une longueur de trois centimètres à trois centimètres et demi et une épaisseur de un centimètre et demi environ. Elle était enveloppée par une membrane mince, transparente, assez adhérente, qui la séparait de la substance centrale absolument saine et non vascularisée.

En regardant alors du côté de la paroi osseuse, dans la région mastoïdienne de la portion écailleuse du temporal, audessus et en arrière de l'oreille, on voit une cicatrice cutanée, adhérente à la paroi crânienne, qui présente en cet endroit une perte de substance d'aspect triangulaire et comblée par du tissu fibreux.

Le malade avait fait remarquer que, depuis la guerre de 1870, il avait eu, à peu près chaque année, une attaque d'épilepsie, surtout à la suite d'excès de boisson, mais il n'avait nullement mentionné sa blessure à la tête.

Une autre cause de la non-tolérance du projectile existe dans sa migration possible à travers le cerveau. Si la balle s'est enkystée primitivement, la paroi du kyste, au point de pression, va subir une sorte d'absorption primitive (Hunter); elle s'ulcère, et le corps étranger est mis en liberté. *Son poids, une surface lisse et polie lui permettent d'obéir à la pesanteur et aux mouvements dont le cerveau est animé sous l'action de la circulation.* Elle se fraie un chemin en écartant ou en divisant les fibres du tissu qui l'entoure et ne s'arrête que lorsqu'elle est parvenue sur la dure-mère qui tapisse le plancher du crâne. C'est ce qu'a admis M. Mauclaire pour une de ses observations : La radiographie avait montré tout d'abord l'existence de la balle bien au-dessus du plancher de la cavité crânienne. Cette balle, primitivement frontale, descendit ensuite sur le plancher du crâne. Dans ce trajet, on le conçoit, les pires accidents sont à craindre, la sécurité du blessé est en danger. Cette migration ne se fait peut-être pas très souvent avec les projectiles de petit calibre non cuirassés, qui peuvent être déformés, par le choc sur la boîte crânienne, avant de pénétrer dans le cerveau; mais on ne saurait la mettre en doute. Elle fit l'objet d'une note de Flourens à l'Académie des sciences en 1869. Il pratiqua un trépan sur des crânes de chiens et de lapins ; fit sous ce trépan une incision à la dure-mère et une autre très légère dans la substance même du cerveau. Dans cette dernière incision il plaça une balle et au bout de quelques jours, il la retrouva sur le plancher du crâne. Sur certains animaux on n'observa aucun symptôme ; chez d'autres, on remarqua des symptômes de locomotion irrégulière à mesure que la balle avançait à travers le cervelet. Dans une expérience, le projectile fut placé tout à fait à la partie postérieure du cervelet, perpendiculairement sur le nœud vital ; dès qu'il y put exercer une pression, l'animal mourut.

Nous eussions pu multiplier les observations montrant les accidents tardifs que peut entraîner le séjour d'une balle dans la cavité intra-crânienne. On en trouvera encore quelques-unes plus bas au chapitre où nous parlons de la recherche des projectiles à l'aide de la radiographie. Nous nous sommes borné ici à en citer quelques-unes où, par l'extraction suivie de guérison ou par les lésions découvertes à l'autopsie, l'action nuisible du corps étranger ne saurait être mise en doute. La lecture de l'histoire chirurgicale de la guerre de Sécession, publiée quelques années après la fin de la lutte, nous a montré que bien des fois l'on avait vu un soldat blessé à la tête et conservant à l'intérieur du crâne le projectile qui l'avait frappé, reprendre du service, mais être obligé au bout de quelque temps de rentrer à l'hôpital d'attendre un congé de réforme.

On cite aussi, il est vrai, des cas de tolérance. Wharton, dans une statistique de 316 cas de corps étrangers perdus dans le crâne, raconte l'histoire d'un homme qui mourut à 107 ans et qui ne fut nullement incommodé pendant sa longue existence par une balle qui lui était demeurée dans le cerveau. De même, les auteurs du Compendium rapportent des cas de tolérance de l'encéphale à l'égard de corps volumineux tels que lame de couteau, tige de fer, pointe d'épée, etc. Mais doit-on conclure du plus au moins, et s'autoriser de faits semblables pour négliger la recherche et l'extraction des corps étrangers introduits dans le crâne? Nous ne le pensons pas, car le nombre des observations indiquant la tolérance du cerveau à l'égard des projectiles est relativement restreint, si on le compare au nombre des blessés qui survivent à leur blessure.

De plus, on signale parfois des accidents tardifs survenant chez des blessés où le projectile avait été extrait.

Nous voudrions ici pouvoir citer la statistique intégrale de quelque chirurgien observant ses blessés pendant longtemps. Elle nous dirait le nombre des blessés qui voient leur santé compromise par les accidents tardifs provoqués par les balles intra-crâniennes, le nombre de ceux qui vivent indemnes, enfin le nombre des opérés chez qui l'on voit survenir des accidents. Malheureusement nous n'avons que des tableaux dressés avec des faits épars dans les journaux. La plupart de ces observations ont été publiées peu de temps après que les malades eurent quitté l'hôpital ; pour d'autres, les blessés qui en font l'objet ont été perdus de vue par le chirurgien qui les a soignés, et il est bien possible que tel malade, dit guéri, soit mort des suites de l'accident. Telles qu'elles sont cependant, ces statistiques sont intéressantes.

L'une d'elles, publiée dans le *New-York Medical Journal* en 1888, est due à Bryant. Elle peut servir à établir la différence de fréquence d'accidents tardifs chez les blessés à qui on extrait la balle et chez ceux à qui on ne l'extrait pas.

Etat postérieur des malades dans 38 cas dits de guérison.

Nature des accidents	Balle non extraite	Balle extraite
Céphalalgie	14	
Paralysie	7	1
Troubles mentaux	4	2
Cécité partielle ou totale	3	
Epilepsie	2	1
Mort subite	3	
Mort à la suite d'accidents dus à la compression	1	

Ainsi donc sur 38 blessés présentant des accidents tardifs après une blessure pénétrante de la tête, chez 4 seulement la balle avait été enlevée. La proportion est de 84,21 p. 100.

Bradfort et Smith ont réuni 91 cas de blessures pénétrantes du crâne. Tous ces blessés ont été soignés d'après les méthodes antiseptiques ; chez 75 d'entre eux le projectile ne fut pas extrait, 34 guérirent et vécurent un temps plus ou moins long. Moins de 15 années plus tard, il y en avait 7 qui souffraient de vertiges, céphalalgie, épilepsie, troubles mentaux, etc., et 9 étaient morts des suites de leur blessure.

Les auteurs ajoutent : *La proportion de 16 sur 34 ne peut représenter la probabilité des accidents tardifs produits par le séjour d'un corps étranger dans la cavité intra-crânienne. De fait dans tous les cas où l'on put suivre le malade quelques années après l'accident, on note des symptômes cérébraux plus ou moins intenses, et il est probable que si tous avaient pu être suivis jusqu'au bout, on aurait trouvé un bien plus grand nombre de blessés morts des suites de la lésion produite par le corps étranger.*

Ces conclusions, en ce qui concerne les accidents tardifs, seront aussi les nôtres.

Différents procédés employés pour la recherche des balles intra-crâniennes avant la radiographie.

Interrogatoire. — Inspection du blessé. — Essais de localisation de la balle dans le cerveau à l'aide d'instruments explorateurs ou des symptômes fonctionnels.

En présence de tels accidents, il semble que la conduite du chirurgien soit toute tracée : il doit extraire la balle et en le faisant il réduit à leur minimum les accidents consécutifs au traumatisme crânien. Jusqu'à la fin du xviiie siècle cette opinion seule prévalut. Dans le courant du xixe, les chirurgiens, tout en reconnaissant le danger qu'il y avait à laisser ainsi un projectile dans la cavité intra-crânienne, n'osèrent plus s'aventurer à leur recherche. La puissance des armes à feu avait augmenté, les projectiles pénétraient plus profondément, les insuccès étaient fréquents. Aussi en 1894, à la Société de chirurgie, seul M. Terrier voulait que l'on recherchât le plus tôt possible le projectile et les esquilles. Les autres se divisaient en abstentionistes absolus (Desprès), en interventionistes secondaires et prudents (Verneuil), en interventionistes primitifs, mais bornant leurs tentatives aux parties superficielles du trajet (Marchant, Quénu).

En effet, le problème qui se pose à l'esprit du chirurgien devant un sujet atteint d'une blessure de la tête est
des plus complexes : cette blessure est-elle pénétrante
ou non-pénétrante ? La balle est-elle sortie, ou se
trouve-t-elle à l'intérieur du crâne ? Dans ce cas, quel
trajet a-t-elle suivi et à quel endroit précis se trouve-
t-elle en ce moment ?

Voyons ce dont disposait un chirurgien il y a quelques
années pour répondre à ces différentes questions.

En interrogeant le blessé et les personnes qui se
trouvaient près de lui au moment de l'accident, il
apprendra le nombre de balles reçues, la direction de
l'arme. la situation de la victime par rapport à l'assas-
sin, s'il s'agit d'un assassinat, le calibre et la nature du
projectile ; puis il regardera attentivement les orifices.
Leur nombre lui indiquera si la balle est sortie ou si
une ou. plusieurs balles sont demeurées dans les tissus ;
leurs caractères lui feront distinguer l'orifice d'entrée de
l'orifice de sortie : le premier, généralement petit, l'est
d'autant plus que le coup a été tiré de loin ; il est régu-
lier, taillé à l'emporte-pièce, à bords tachés par la pou-
dre ; le second est plus grand, ses bords sont déchique-
tés par les larges fragments renversés au dehors de la
table externe fracturée la dernière. Un palper attentif,
une sonde maniée avec prudence le renseigneront sur la
non-pénétration ou la pénétration du projectile et celle-ci
ne saura être mise en doute lorsqu'il s'échappera par la
plaie de la substance cérébrale ou du liquide céphalo-
rachidien. Enfin, par la situat'on de l'orifice d'entrée,
et la direction de l'arme, il pourra soupçonner la région

du cerveau qui a été lésée et les symptômes fonctionnels concomitants le feront ou non persister dans son
hypothèse.

Quant au siège exact de la balle, et c'est ce qu'il importe
de connaître lorsque l'on veut extraire, ni l'interrogatoire,
ni l'inspection du blessé ne peuvent le faire connaître à de
rares exceptions près. Si la plaie cutanée n'est pas fermée
au moment où le chirurgien voit le blessé pour la première fois, la première pensée qui s'offre à son esprit,
c'est de le rechercher, à l'aide d'une sonde. Le chirurgien
américain Bryant recommande à cette occasion de placer
la tête du blessé dans une position telle que le trajet de
la balle soit le plus rapproché possible de la perpendiculaire. Cela fait, on laissera la sonde glisser légèrement
par son propre poids jusqu'à ce qu'elle soit arrêtée dans
sa course par la balle, le côté opposé du crâne ou un
prolongement de la dure-mère.

La nature de l'obstacle peut être reconnue par sa résistance, par la direction prise par la sonde et la distance
à laquelle celle-ci s'est trouvée arrêtée : la balle oppo-
sera une résistance plus faible que la paroi osseuse
du crâne ; un prolongement de la dure-mère se recon-
naîtra à ce que l'obstacle ne sera manifestement ni osseux,
ni métallique. S'il est difficile de saisir la balle avec une
pince par l'ouverture qu'elle a faite au crâne, on fera du
côté opposé une contre-ouverture. Il vaut toujours mieux,
dit-il, que la balle soit enlevée à travers du tissu cérébral sain ; les efforts faits pour la saisir endommageront
davantage les tissus déjà lésés ; de plus la contre-ouverture facilitera le drainage. Fluhrer recommande d'em-

ployer, pour sonder les blessures du cerveau, une sonde
en aluminium à bout olivaire et dont le milieu ait une
grosseur égale à l'extrémité qui s'avance dans les tissus.
Les chances de fausse route sont ainsi diminuées et
la grosseur de la sonde renseigne mieux la main qui la
guide sur le trajet qu'elle suit et les obstacles qu'elle rencontre.

Les sondes les plus diverses ont été employées pour
rechercher les balles perdues dans le cerveau ; sondes
flexibles en caoutchouc, bougies uréthrales, sondes
ordinaires de trousse. Dans certains cas, mais ils sont
rares, le chirurgien a été assez heureux pour pouvoir
trouver la balle et réussir à l'extraire, c'est ce qui arriva
à Fluhrer, à Bryant. Larrey en rapporte deux cas dans
ses mémoires de chirurgie militaire. Dans l'un, la balle
entrée au milieu du front avait marché entre les os et la
dure-mère le long du sinus longitudinal jusqu'à la suture
occipitale où elle s'était arrêtée. Une sonde de gomme
élastique introduite par l'orifice du frontal arriva jusqu'à elle, et la sonde retirée, on put mesurer en la rap-
portant à la surface du crâne le chemin parcouru par la
balle et fixer l'endroit où devait se faire la contre-ouverture. La balle fut trouvée et extraite. Dans l'autre cas
la balle s'était portée de la bosse pariétale gauche à la
suture lambdoïde, elle fut reconnue et extraite de la
même façon. Il faut remarquer que chez ces deux blessés la balle était restée extra-duré-mérienne et n'avait
point pénétré dans le cerveau. Le plus souvent, on pourrait même dire toujours, les recherches dans le cerveau

sont infructueuses, et cet insuccès est dû à plusieurs causes :

Il peut arriver que la balle après avoir traversé les deux hémisphères arrive contre la paroi crânienne du côté opposé n'ayant plus assez de force pour la perforer, mais en ayant trop pour s'arrêter. Dans ce cas, elle ricoche et après avoir parcouru un trajet variable, elle s'arrête dans la substance cérébrale. Dans les expériences de MM. Delbet et Dagron, sur 45 cas, 26 fois la balle a ricoché et a décrit un trajet récurrent variant de 1 à 8 cm. ; sept fois, il s'est trouvé que la longueur de ce trajet récurrent a atteint 5 à 6 cent. On conçoit que dans ces conditions, il est impossible à la sonde de rencontrer le projectile. Sans avoir fait fausse route, elle traversera le cerveau de part en part et ira buter contre la paroi opposée du crâne : et il sera très heureux pour le blessé qu'elle n'ait pas augmenté les lésions produites par la balle.

En effet le tissu nerveux est peu résistant ; il se laisse facilement traverser par un instrument explorateur si celui-ci est rigide, et si celui-ci est trop mou, il peut se replier et donner de mauvais renseignements. M. Delorme, professeur au Val-de-Grâce, a étudié l'utilité de la recherche des projectiles des revolvers du commerce dans les perforations pénétrantes du crâne et de l'encéphale. Il a pris des cadavres frais, afin que la consistance du cerveau se rapprochât le plus possible de celle du vivant. Dans les sept expériences qu'il pratiqua à ce sujet, avec un revolver du calibre de 7 millimètres et dont le projectile pesait 3 grammes, une seule fois son stylet rencontra quelque chose, mais c'était une esquille. Toutes les autres fois il fit fausse route et dans certaines expériences il s'écarta notablement du trajet suivi par la balle. Aussi il conclut que l'exploration dans les pénétrations du crâne est *dangereuse, incertaine, inutile*, quand le trajet est profond, la balle tirée de près. Il ajoute *inutile*, parce que très souvent la balle entraîne avec elle des esquilles osseuses détachées de la table nterne. De même Delbet et Dagron avaient remarqué que dans 19 cas au moins la balle avait entraîné des esquilles de volume et de nombre variable (1 à 5) qui avaient pénétré dans la substance cérébrale et jusque dans l'hémisphère du côté opposé. Ces esquilles, au lieu de suivre exactement le trajet de la balle, vont d'ordinaire en divaguant et produisent des altérations considérables du cerveau. Enléverait-on la balle, ces nouveaux corps étrangers resteraient et seraient susceptibles de produire des accidents à une date plus ou moins éloignée du jour de la blessure.

A ces expériences de MM. Delbet et Dagron où 31 fois sur 45 la balle s'est arrêtée dans la substance cérébrale, soit après avoir ricoché, soit avant d'avoir traversé complètement les deux hémisphères et s'est trouvée 14 fois sur la paroi crânienne opposée ; à celles de M. Delorme où 7 fois sur 7 la balle a été logée en plein cerveau, nous pouvons ajouter avec M. Lapeyre : Dans les accidents et les suicides, la pénétration ne semble pas avoir cette infaillible rigueur et quelle que soit la cause de cette différence, nombreuses sont les observations où la balle s'est arrêtée sur la dure-mère

ou du moins n'a pas pénétré dans le cerveau. Mais ceci
n'est pas une raison pour ne pas accepter les conclusions de M. Delorme lorsque le projectile est perdu dans
l'encéphale.

Le chirurgien doit donc s'abstenir de rechercher à l'aide
d'une sonde ou d'un stylet l'endroit précis où est logée
la balle. Son premier soin doit être de ne pas nuire à
son malade ; mais ne peut-il pas arriver à connaître le
siège exact du projectile en utilisant ce qu'il sait des
localisations fonctionnelles dans l'écorce cérébrale et du
rôle des différentes fibres qui traversent l'encéphale pour
relier les organes aux centres moteurs, sensitifs et
sensoriels. Tel symptôme morbide correspondant à la
lésion de telle partie de la substance cérébrale, il aurait
ainsi le moyen de connaître le siège des lésions et sur
quel point son action doit s'exercer. L'aphasie, une
monoplégie bien localisée peuvent, dans certains cas,
faire préciser le siège de la balle. C'est ainsi que
M. Mauclaire a vu récemment une aphasie chez un
malade qui s'était tiré une balle dans la région temporale
droite. A l'autopsie, on trouva la balle dans le pied
de la circonvolution de Broca. Malheureusement,
la plus grande partie de l'écorce cérébrale nous est
encore totalement inconnue, et Brown-Séquard a bien
montré que, quand il s'agit d'une lésion du cerveau, il
n'y a pas de symptômes qui ne puissent être observés
en quelque endroit que siège la lésion, que les lésions
les plus considérables ne peuvent donner lieu qu'à des
phénomènes insignifiants. Chez presque tous les blessés,
dit M. Laval, la complexité et la diffusion des manifes-

tations nerveuses, l'absence de signe net et incontestable de lésion localisée, ont privé la plupart du temps le chirurgien du secours des localisations cérébrales, si utiles dans d'autres circonstances, par exemple lorsqu'il s'agit de fractures par les agents traumatiques autres que les coups de feu. C'est qu'en effet, le projectile se fraye souvent un chemin à travers la substance cérébrale pour s'arrêter en un lieu quelconque de la masse encéphalique, où, après avoir fait office d'agent *destructif* tout le long de sa course, il continue à jouer le rôle d'agent *irritatif*. De même, M. Le Dentu déclare à la Société de chirurgie que les notions que nous possédons relativement aux localisations cérébrales ne peuvent nous offrir un guide sûr pour déterminer le point précis où le projectile s'est arrêté, sauf dans des cas assez exceptionnels.

Les observations suivantes nous montrent la difficulté de diagnostiquer le siège de la balle dans quelques plaies pénétrantes de la tête.

OBSERVATION X

PICQUÉ. *Plaie pénétrante de la région temporale par coup de feu. Difficultés du diagnostic. Mort. Autopsie.* (*Gaz. hebd. méd.* Paris, 1880, 102-106.)

(Observée dans le service de M. le professeur VERNEUIL)

Femme entrée à la salle Saint-Augustin pour une plaie de la région temporale faite par une balle de revolver tirée à bout portant. Hémorrhagie artérielle abondante et douleurs vives à la suite de manœuvres pratiquées par un praticien de la ville pour l'extraction du projectile. La compression fut faite dès l'entrée de la malade à l'hôpital ; l'hémorrhagie cessa. M. Verneuil appelé, pratiqua l'occlusion avec la baudruche collodionnée. Chute de la paupière supérieure aussitôt après l'accident, sans phénomène cérébral convulsif ni paralytique.

Pendant deux jours aucun phénomène nouveau, persistance de douleurs vives, hémicrânie cruelle (opiacés, injection de morphine ; sangsues derrière l'oreille).

Au 4e jour, les douleurs à peine disparues réapparurent plus fortes ; la fièvre devint vive. Craignant une rétention purulente sous la baudruche, l'occlusion est enlevée ; il sortit à peine une gouttelette de pus. Le soulagement fut de courte durée. Pas d'ecchymose conjonctivale.

Au 5e jour, la fièvre est vive, la température est à 40°. Accès convulsif peu d'instants avant la visite, borné au côté gauche de la face opposé à la plaie temporale. A l'accès succède un coma profond qui venait à peine de se dissiper lorsque M. Verneuil passa devant le lit de la malade. Elle était alors dans un état de torpeur très prononcé, n'exécutant qu'avec lenteur quelques mouvements et répondant de même aux questions qu'on lui posait. Le bras gauche est parétique, se meut avec peine, tandis que le droit jouit de son intégrité motrice ainsi que les deux membres inférieurs ; la face dans sa partie inférieure est légèrement déviée à gauche ; la commissure gauche est légèrement abaissée ; la langue dévie sa pointe à gauche ; il y a évidemment un certain degré de paralysie du bras et de la face siégeant du côté opposé au traumatisme, c'est-à-dire du même côté de la face que les convulsions avaient eu lieu.

Au 6e jour, la fièvre augmente, le délire est intense et la malade succombe.

Autopsie. — Les parties molles sont enlevées : on voit facilement à la partie supérieure de la fosse temporale un orifice irrégulier, large d'environ 12 mm., en partie obstrué par une esquille valvulaire au milieu de laquelle s'était fixé un petit fragment de plomb. Le trajet suivi par le projectile était dirigé de dehors en dedans, presque horizontalement et un peu d'avant en arrière. Après avoir scié circulairement la boîte crânienne, on trouve les détails suivants : la dure-mère est déchirée en un point qui correspond au lieu de passage du projectile, partout ailleurs elle est saine ; en écartant le cerveau, on constate un épanchement en nappe recouvrant la face interne de la dure-mère qui revêt les fosses sphénoïdales et frontales droites, ayant même fusé jusque dans la fosse frontale gauche ; les méninges en ces points sont imbibées, infiltrées par le sang épanché qui forme une couche de quelques millimètres d'épaisseur.

Poursuivant plus loin nos recherches, nous constatons que le lobe sphénoïdal du cerveau de ce côté est ramolli, infiltré de sang dans une assez grande étendue ; en suivant la direction du ramollissement, on pénètre dans le tissu cérébral vers les masses centrales, où on découvre alors le projectile qui est situé à la partie la plus inférieure interne et antérieure du lobe sphénoïdal ; une zone assez étendue de ramollissement l'entoure ; la partie la plus élevée du pédoncule droit est également ramollie ; la coupe ayant mal porté, il est difficile de localiser de façon précise le siège exact du ramollissement ; toutefois, il semble que le foyer du ramollissement ait atteint l'épaisseur des fibres motrices à son entrée dans la partie la plus élevée du pédoncule cérébral, à la base de la capsule interne ; les fibres motrices ont été seules atteintes puisqu'il n'y a eu aucun trouble de sensibilité pendant la vie. C'est évidemment le long du trajet que s'est creusé le projectile dans l'encéphale, que s'est développée l'encéphalite. Il n'y avait pas de méningite, pas la moindre trace de pus en aucun endroit. Le moteur oculaire commun a été déchiré un peu avant son entrée dans la fente sphénoïdale, dans son trajet intra-méningitique. Les autres organes qui pénétrent cette fente n'ont pas été atteints, non plus que le sinus caverneux. Telles sont les lésions constatées à l'autopsie.

M. Picqué, à la suite de cette observation, rappelle les différents diagnostics qui furent posés. Le coup ayant été tiré à bout portant, le canon de l'arme appliqué perpendiculairement, le projectile avait pénétré de dehors en dedans. S'était-il fixé dans le crâne, ou avait-il péné-

tré à l'intérieur du crâne ou de la cavité orbitaire ? C'est
à ce dernier diagnostic que l'on s'arrêta les premiers
jours en présence du seul symptôme observé. Au bout
du cinquième jour, l'ecchymose conjonctivale n'appa-
raissant pas, M. Verneuil commença à émettre des doutes sur son diagnostic. L'explosion des phénomènes
graves du cinquième jour, le lui fit rejeter entièrement.
Il ne pensa pas non plus que le projectile se fût logé au
voisinage de la fente sphénoïdale, car on se fût trouvé
en présence de phénomènes dus à la lésion d'autres
nerfs et des veines. Il plaça le siège du projectile dans
l'encéphale, bien près de la ligne médiane, à cause de la
lésion du moteur oculaire commun, et ce diagnostic fut
confirmé par l'apparition de l'encéphalite. Quant au
siège précis de la balle, il ne fut connu qu'à l'autopsie.

Observation XI

*Plaie pénétrante du crâne par balle de revolver. — Aphasie,
paralysie du bras et de la moitié de la face du côté droit. —
·Vomissements. — Balle trouvée à l'autopsie dans le lobe
occipital.*

Le Dentu (*Société de chirurgie*, 28 février 1894).

Un homme est apporté dans mon service à l'hôpital Saint-
Louis en 1882, après avoir été atteint par une balle en plein
front. L'orifice d'entrée se voit un peu au-dessus de l'extrémité
interne du sourcil gauche. Pas de grands désordres apparents.
Le bras et la moitié inférieure de la face du côté droit sont paralysés presque entièrement. Perte de connaissance, demi-coma,
aphasie.

Des vomissements fréquents ont lieu pendant plusieurs jours.
Comment concilier ce symptôme, qui indique probablement
que la balle s'est arrêtée dans la partie postérieure du lobe
occipital ou dans le cervelet, avec les phénomènes paralytiques
ci-dessus indiqués ? Je suppose que la balle n'a fait que frôler

à leur face profonde la partie inférieure des circonvolutions motrices ou qu'elle a coupé en passant les faisceaux qui en émergent. Trépaner au niveau de la zone motrice gauche, ce serait donc s'exposer à ne pas trouver le projectile. Je m'abstiens donc d'un traitement chirurgical. La guérison a lieu, guérison des accidents paralytiques et des phénomènes cérébraux ; mais après cinq semaines environ, le malade tombe brusquement dans le coma. Me demandant s'il ne s'est pas formé une collection purulente dans le lobe frontal, je fais une ponction exploratrice. Pas une goutte de pus ne s'échappe au dehors. Cette fois encore la trépanation doit être écartée. La mort survient trois jours après.

A l'autopsie, je trouve un trajet d'encéphalite suppurée étendu depuis l'orifice frontal jusqu'au lobe occipital. A la partie postérieure et inférieure de ce dernier, la balle est enkystée dans une cavité de dimensions égales aux siennes, tapissée par du tissu conjonctif et ne contenant pas une goutte de pus. Le kyste adventice est séparé de la partie la plus reculée du trajet suppuré par une couche de 5 millimètres de tissu sain.

OBSERVATION XII

Plaie du cerveau par balle de revolver. — Inutilité des recherches à l'aide du stylet.

FOLET (de Lille). Communic. à la *Soc. de Chir.*, 20 juillet 1894.

Le 17 juin 1884, est apporté dans mon service un homme qui s'est tiré une balle dans la tête. Plaie de la peau à la partie la plus élevée de la fosse temporale. Comme le blessé ne se plaint que d'un peu de douleur, je pense qu'il n'y a pas de pénétration et dans l'espoir de faire une constatation favorable, j'introduis un stylet soigneusement flambé, lequel pénètre tout seul sans le moindre effort, perpendiculairement à la surface du crâne, jusqu'à une profondeur de 8 centimètres. Là, je suis arrêté, non par la balle, mais par une résistance élastique, comme si j'eusse touché la peau d'un tambour bien tendu. L'introduction d'un stylet suivant une direction et à une profondeur identiques dans un trou fait à un crâne sec me montra que je devais arriver sur la face latérale de la partie antérieure de la faux du cerveau, au-dessus de l'apophyse crista galli... Le malade guérit.

OBSERVATION XIII

Suicide par coups de revolver dans la bouche. — Pas de paralysie. — Ecchymose sous-conjonctivale. — Méningo-encéphalite: — Mort. — Autopsie.

LE DENTU. *Société de Chirurgie*, 28 février 1894.

Tout récemment, un homme entre dans mon service à l'hôpital Necker après s'être tiré des coups de revolver dans la bouche ; une hémorragie abondante nécessite le tamponnement des fosses nasales. Le lendemain, je trouve le blessé très abattu. On a de la peine à lui arracher une parole ou seulement un signe de tête indiquant qu'il a compris les questions qu'on lui a posées. Aucune paralysie, ni de la sensibilité, ni de la motilité. Ecchymose sous-conjonctivale. Etant donné le point de pénétration du projectile à travers la voûte palatine, il y a lieu de penser que c'est vers la partie inférieure du lobe temporo-pariétal qu'il a dû se diriger. Cette supposition est confirmée ou pouvait l'être par l'apparition au 4e jour d'un peu de parésie du bras et des muscles de la moitié inférieure de la face du côté droit ; mais l'apparition relativement tardive de ces symptômes m'amène à les attribuer à de la méningo-encéphalite, et je rejette toute intervention.

A l'autopsie, on trouve en effet de la méningo-encéphalite suppurée en nappe diffuse, et dans la partie interne du lobe frontal gauche deux balles assez volumineuses placées presque à côté l'une de l'autre.

OBSERVATION XIV

Plaie du cerveau avec lésion de la 2e circonvolution frontale gauche, la balle ayant traversé les deux lobes frontaux. — Ricochet intra-cranien. — Mort par pneumonie. — Autopsie.

LE DENTU et DAGRON. (*Bull. Ac. Méd.*, p. 159, *et Bull. Soc. anatom.*, p. 117, 1891.)

Le coup de revolver avait été tiré dans la partie antérieure de la région temporale droite. Le blessé présentait comme symptômes primitifs de l'hébétude sans coma, de l'aphasie absolue sans paralysie de la langue, une paralysie du facial inférieur du même côté que la blessure, une paralysie des muscles frontal et sourcilier du même côté, due à la section des filets les plus élevés du facial par le projectile au moment de sa pénétration, une parésie très légère du membre inférieur également du même côté que la blessure. Une lésion du tronc du facial dans l'intérieur du crâne ne pouvant être admise, je diagnostiquai une blessure des deux lobes frontaux par le projectile qui avait dû aller se placer dans le lobe frontal gauche au voisinage des centres du langage articulé, des mouvements de la face et du membre supérieur.

Comme symptômes relativement tardifs, il se produisit chez le blessé dans la nuit du 2ᵉ au 3ᵉ jour des convulsions épileptiformes du même côté que la blessure qui eurent pour sièges principaux la face et le bras, et comme siège accessoire le membre inférieur. Sur ce membre, elles ne se montrèrent qu'une fois, tandis que sur la face et le bras, elles se reproduisirent à quatre reprises.

Tenant compte des symptômes primitifs et de ces symptômes tardifs, je pensai définitivement que le projectile, après avoir traversé les deux lobes frontaux, était allé se loger dans un point du lobe frontal gauche intermédiaire aux centres du langage articulé, des mouvements de la face et du membre supérieur vers le pied de F 2 et dans la partie voisine de F 3 au-dessus et en avant du centre du langage articulé. Les symptômes tardifs étaient dus à une poussée hyperémique partie du foyer de contusion et due à une action à distance sur la partie supérieure de la zone motrice.

Le malade fut emporté par une congestion pulmonaire.

Autopsie. — La balle après sa pénétration dans le crâne a rasé le plafond de l'orbite, pénétré du lobe frontal droit à l'union de sa face externe et de sa face inférieure ; puis est ressortie à la face interne au-devant du corps calleux, enfin est entrée dans le lobe gauche. Là, elle a détruit F 2 près de la circonvolution ascendante et de la circonvolution de Broca, mais on ne la trouve ni dans le foyer de contusion cérébrale, ni sous la dure-mère. Une coupe antéro-postérieure de l'hémisphère gauche, un peu au-dessus de F 2, passe par le second trajet de la balle. Celle-ci après avoir pris contact avec la dure-mère s'est réfléchie dans la masse cérébrale suivant une ligne antéro-postérieure passant sous la frontale ascendante, puis, perforant cette circonvolution au fond de la scissure rolandique, elle a repénétré dans le crâne sous la pariétale ascendante, et s'est arrêtée au-dessus de la scissure de Sylvius sous l'écorce de la portion antéro-supérieure du lobule du pli courbe.

Observation XV

Plaie pénétrante du crâne par balle de revolver. — Lésions des deux hémisphères cérébraux. — Abcès intra-cérébral (Résumée) **Mermet** (*Bull. Soc. an.*, 1895, p. 276).

Louis P..., 25 ans, est amené le 9 mars 1895 a l'hôpital St-Louis (Service de H. Marchand). Il vient de se décharger dans la région temporale droite, à bout pourtant, un coup de revolver de petit calibre (5 mm.).

Un peu de sérosité sanguinolente s'échappe de l'orifice de la blessure ; une exploration au stylet permet de voir que la calotte crânienne est intéressée : le stylet s'enfonce sans peine dans un trajet ascendant et oblique de 5 à 6 cm. de profondeur ; on n'ose pousser plus avant cette exploration un peu aveugle. T. : 37°,4 ; P. : 80. Le malade a conservé toute sa lucidité d'esprit. Céphalalgie temporale droite très vive ; vomissements verdâtres fréquents. Hémiplégie gauche totale de la face et des membres ; quelques convulsions épileptiformes dans le membre supérieur droit ; anesthésie légère au niveau des régions paralysées. Pas de troubles sensoriels ni oculo-pupillaires.

Les jours suivants, les vomissements porracés cessent ; l'anesthésie persiste ainsi que l'hémiplégie gauche. Celle-ci s'accompagne de contractures à type de flexion au membre supérieur. Ces secousses cloniques s'étendent du côté droit au membre inférieur et à la face et reviennent tous les quarts d'heure environ.

Au troisième jour apparaissent quelques symptômes de méningo-encéphalite qui s'accentuent les jours suivants et le cinquième jour on est en présence d'un état méningitique type. Le côté droit se paralyse à son tour et le malade meurt dans le coma le septième jour.

Autopsie. — A l'ouverture du crâne, on trouve les lésions de méningo-encéphalite diagnostiquée pendant la vie. Dans l'hémisphère droit, la balle a atteint la substance grise au niveau de la partie moyenne de T^3 au voisinage du deuxième sillon temporal ; puis elle a traversé successivement la partie interne du noyau lenticulaire, la capsule interne au niveau du genou et du segment antérieur, le noyau caudé dans son anse supérieure, l'angle supéro-interne de la couche optique, le ventricule latéral droit, le corps calleux et la circonvolution sous-jacente. Après avoir passé sous la faux du cerveau, le projectile avait atteint l'hémisphère gauche, avait traversé la frontale interne et la substance blanche sous-jacente et finalement s'était logé dans l'extrémité postérieure du sillon frontal supérieur à quelques millimètres au-dessus de la surface libre du cerveau.

Observation XVI

Plaie du cerveau par balle de revolver. — Exploration au stylet sans résultats. — Mort. — Autopsie.

Terrier (*Soc. de chirurgie*, 28 fév. 1894).

Une jeune femme de 24 ans est apportée dans mon service à Bichat, le 12 décembre 1893. Une heure plus tôt, elle s'est tirée un coup de revolver dans la tête. La malade est dans le coma et reste ainsi jusqu'au lendemain matin. Etant donné l'état presque désespéré de la blessée, je cherchai à déterminer le trajet probable du projectile, espérant soit le rencontrer, soit obtenir par cet examen direct une notion au moins relative de sa situation dans l'encéphale. J'utilisai d'abord un stylet stérilisé dans la flamme d'une lampe à alcool. Le stylet pénètre très faiblement en bas et un peu en arrière sans que j'aie senti la moindre résistance ; c'était un stylet boutonné ordinaire de trousse, je l'enfonçai de 5 à 6 centimètres. Me défiant de sa petite lame, j'eus recours à une bougie uréthrale en gomme élastique du n° 10 stérilisée. Celle-ci pénétra très facilement presque vers la paroi opposée du crâne et plutôt vers la base de l'encéphale. La malade succomba le soir à 7 heures.

L'autopsie pratiquée par mon interne permit de constater les lésions suivantes : le point d'entrée de la balle se trouve à deux travers de doigt au-dessus et en avant du conduit auditif externe. On fait une coupe du cerveau se rapprochant de celle de Flechsig ; elle permet de constater le point d'entrée et le point d'arrêt du projectile. La perforation de la dure-mère répond presque exactement à celle de l'os. Du côté diamétralement opposé, à deux travers de doigt plus en arrière, on trouve la balle logée à un centimètre environ au-dessous du plan de la coupe centrale, à près de un demi-centimètre de la surface externe du cerveau. Une nouvelle section réunit le point d'entrée et le point de terminaison du trajet de la balle. On voit alors que ce trajet est oblique en haut et en arrière jusqu'à la face interne du crâne. Là, à 11 centimètres du point d'entrée, le trajet se réfléchit et se termine à 5 centimètres plus bas, où la balle est encore en place.

La lecture de ces observations montre l'inutilité des recherches et la difficulté de faire, la plupart du temps, un diagnostic précis du siège du projectile. Et on ne peut leur donner d'autre conclusion que celle que donnait M. Berger, à la Société de Chirurgie (1894), à la discussion sur les plaies pénétrantes du crâne : Sans rien préjuger des progrès que pourra amener l'avenir, on peut dire qu'actuellement la recherche et l'extraction des projectiles dans la masse encéphalique paraissent être plus dangereuses qu'utiles et que tout en les tentant dans quelques cas favorables, on ne saurait les reconnaître comme de pratique courante.

Utilité des rayons de Rœntgen pour l'étude des blessures pénétrantes du crâne.

Permettent de reconnaître la forme, le nombre des projectiles. — Balles sous-crâniennes

L'année qui suivit cette discussion, en décembre 1895, le professeur Rœntgen (de Wurtzburg) faisait la merveilleuse découverte à laquelle il a attaché son nom. Dans une expérience de laboratoire, il vit en effet, avec étonnement, une ampoule de verre contenant de l'air raréfié à un dix-millionième d'atmosphère et enfermée dans du papier noir, donner naissance, en même temps qu'elle livrait passage à une série de décharges électriques, à des radiations lumineuses jusque-là inconnues et capables de provoquer, même après avoir traversé un corps opaque, la fluorescence de certains corps qui s'éclairaient eux-mêmes brillamment. Il plaça alors la main entre cette ampoule et un écran de papier recouvert de platocyanure de Barium : l'ombre du squelette de sa main se détacha en noir sur l'écran devenu fluorescent, tandis que le contour des parties molles plus perméables à ces nouveaux rayons était moins accusé. En remplaçant l'écran par une plaque photographique, il vit que l'image projetée pouvait être fixée et rendue ainsi permanente.

Dès lors étaient trouvées (Laborde. Ac. Méd. 1899) :
« D'un côté la radioscopie ou fluorescence, autrement
dit l'examen objectif par projection instantanée sur un
écran de carton recouvert d'une substance fluorescente
des ombres plus ou moins noires des organes et des
tissus du corps humain inégalement perméables aux radiations nouvelles, suivant leur épaisseur et leur com-
position chimique.

« Et d'autre part la radiographie, c'est-à-dire la fixation
des mêmes ombres sur les plaques photographiques
mises à la place de l'écran, et permettant ainsi la conservation des témoignages fournis par les ombres lumineuses, reflétant exactement la forme, la situation,
les dimensions, en un mot tous les caractères physiques
des organes les plus profonds, invisibles et inaccessi-
bles à nos yeux. »

Une des premières applications de la découverte du
professeur Rœntgen fut la recherche des corps étrangers dans les tissus à l'aide des rayons X. Les divers
procédés employés jusqu'alors ne permettant pas, dans
la plupart des cas, de faire un diagnostic précis du
siège des projectiles intra-crâniens, ce fut à ces rayons
que les chirurgiens eurent recours pour découvrir et
localiser les balles perdues dans la tête. Après les iné-
vitables tâtonnements du début, ce nouveau mode d'investigation put bientôt fournir tous les renseignements
désirables.

Le premier avantage des rayons X est de permettre
au chirurgien de s'assurer *de visu* de la présence d'un
projectile jusqu'alors ignoré. L'orifice d'entrée de la

balle est parfois si étroit, en effet, que s'il est situé au niveau du cuir chevelu, il peut rester inaperçu à un examen superficiel. C'est ainsi qu'il y a quelques années, un individu trouvé mort sur la voie publique, fut envoyé à la Morgue avec le diagnostic : *Décès par congestion pulmonaire due au froid et à l'alcool.* A l'autopsie, le médecin légiste fut tout étonné de trouver une balle dans le cerveau. L'examen attentif de la tête lui fit découvrir une petite blessure cachée par les cheveux et l'enquête faite à la suite de cette expertise, montra que cet homme avait bien été tué d'un coup de revolver. Eulenburg rapporte l'histoire d'un blessé qui fut interné quatre ans et demi comme fou parce qu'il ne pouvait persuader aux médecins qu'il avait un projectile dans la tête. L'examen radiographique lui donna raison. Le même sort était sans doute réservé au malade de Mondot (XIX), s'il n'eût eu avec lui l'épreuve photographique de l'examen pratiqué à Genève. Dans d'autres cas (observation XX), c'est le blessé, qui pour une cause quelconque, cherche à tromper le chirurgien et ne veut pas avouer l'accident dont il a été victime.

L'ombre de la balle sur le cliché lèvera tous les doutes.

Cette ombre dessine très nettement le contour du projectile ; on peut facilement reconnaître son grand axe s'il est oblong, sa déformation si elle existe, et le chirurgien a ainsi des indications sur la façon dont il doit s'y prendre pour saisir la balle et l'extraire sans craindre qu'elle ne dérape entre les mors de sa pince.

Souvent l'on ignore absolument le nombre de coups de feu tirés sur le blessé. Les rayons de Rœntgen, seuls, peuvent apprendre avec certitude combien de balles se trouvent dans les tissus. D'autres fois le projectile se fragmente en pénétrant dans la boîte osseuse ; l'un des fragments reste à l'extérieur du crâne, tandis que l'autre pénètre plus ou moins profondément et dans un cas semblable, la radiographie montra dans l'hémisphère gauche le fragment d'une balle entrée à droite (Observation XXXVII). V. aussi obs. XX.

Il est un diagnostic parfois difficile à résoudre par les seules ressources de la clinique : c'est le diagnostic entre les blessures pénétrantes du crâne et les blessures non pénétrantes. La plupart du temps il s'impose, mais M. Mauclaire a fait remarquer, dans sa communication à la Société de chirurgie, que l'on peut se trouver en présence d'un blessé portant une blessure au niveau de la région temporale, au-dessus de l'arcade zygomatique et se trouvant en plein coma. *Cette région est une région neutre au niveau de laquelle les balles se dirigent, soit vers la cavité crânienne, soit vers la face inférieure de la paroi crânienne.* Le blessé n'a aucun symptôme fonctionnel net ; à quoi est dû ce coma ? Est-ce à une lésion nerveuse produite par la balle, ou bien doit-on en chercher la cause dans l'état du blessé au moment de l'accident (ivresse, délire alcoolique, etc.) ? Si le chirurgien n'a pas de renseignements, il sera dans le doute le plus complet, et même en possession de ces renseignements, il ne pourra émettre que des probabilités. En voici un exemple que nous a communiqué M. Mauclaire.

Observation XVII

Delirium alcoolique. — Plaie par balle de la région neutre zygomatique (balles sous-crâniennes). — Coma. — Stertor. — Intervention. (Mauclaire.)

On transporte, en mai 1899, dans le service de Benjamin Anger à l'hôpital Beaujon, un individu qui s'était tiré trois balles dans la région temporale droite, juste au-dessus du zygoma. Les trois orifices d'entrée sont placés à quelques millimètres les uns des autres. On n'avait à ce moment aucun renseignement sur le malade ; on sut plus tard que c'est dans un accès de delirium alcoolique que la tentative de suicide avait été faite. Le sujet était en plein coma avec stertor. Le pouls était normal, il n'y avait ni paralysie, ni anesthésie localisée.

Etant donné l'état comateux du malade, nous avons cru devoir faire une incision pour explorer le trajet des balles et enlever les esquilles crâniennes, car nous pensions trouver une lésion crânienne. Or une balle était aplatie contre l'écaille du temporal ; les deux autres avaient glissé dans la direction de la fosse ptérygoïde, soit du fait de la direction de l'arme à feu, soit par le fait d'une réflexion de la balle en bas après avoir butté contre l'os. La balle plaquée contre l'écaille du temporal fut enlevée ; les deux autres furent seulement senties avec le stylet ; elles s'enfoncèrent plus profondément au premier contact explorateur. Etant donné leur situation dans une région vasculo-nerveuse assez dangereuse, elles furent laissées en place. Le malade sortit de son coma le lendemain. Il quitta l'hôpital guéri, mais sans avoir pu être radiographié.

On saisit facilement l'utilité de la radiographie dans ce cas particulier ; elle eût montré d'avance que les balles étaient sous-crâniennes. L'observation de Sechehaye que nous rapportons plus loin peut être rapprochée de celle-ci (Obs. XXV).

Le grand avantage de la radiographie appliquée aux projectiles perdus dans la tête est de permettre la localisation exacte du siège du corps étranger au milieu du cerveau. Cette localisation exige l'emploi d'appareils spéciaux que nous étudierons plus loin. On peut ainsi savoir, par la situation de la balle dans telle partie du cerveau, si c'est à elle que doivent être rapportés les symptômes fonctionnels présentés par le blessé, ou s'ils sont dus aux lésions causées par son passage à travers l'encéphale. Par suite, le chirurgien peut annoncer au malade, avec toutes les réserves habituelles, le bénéfice qu'il retirera d'une intervention, ou s'il estime qu'on ne doit enlever un corps étranger du cerveau que lorsque le blessé présente des accidents qui lui sont imputables, il évitera à son malade une opération inutile selon lui.

Donc, en résumé, l'utilité de la radiographie se reconnaît en ce qu'elle permet de s'assurer de la présence, du nombre, de la forme des corps étrangers perdus dans les tissus, et dans certaines conditions que nous allons étudier, de sa situation exacte par rapport à la surface extérieure du corps.

Méthodes approximatives destinées à localiser les projectiles logés dans la tête

Méthodes de Stechow, de Braatz-Egbert. — Radiographie sur plusieurs plans obliques ou perpendiculaires entre eux.

Nous avons dit ce que l'on entendait par radioscopie et radiographie. Il y a encore la stéréoscopie qui donne une vue en relief des organes.

La radioscopie a l'inconvénient de ne laisser aucun document du cas examiné. Lorsque le chirurgien désire connaître la position d'une balle dans la tête, c'est avec l'intention de l'extraire le cas échéant. Il a alors besoin d'avoir sous les yeux pendant l'opération une image lui indiquant la situation relative du but à atteindre. Il ne court pas ainsi le risque de s'égarer dans ses recherches. C'est donc la radiographie qu'il emploiera. De plus, la radioscopie n'est pas applicable à toute une catégorie de cas où le corps étranger ne peut être vu à l'écran alors que son image apparaît sur la plaque sensible. C'est ce qui arrive lorsqu'on examine les régions fort épaisses comme la tête, ou lorsque les tubes peu puissants sont alimentés par un courant trop faible.

Quant à la stéréoscopie, vantée par Doyen, on lui reproche de ne fournir qu'une précision relative et susceptible de varier avec beaucoup de circonstances, en particulier avec les appréciations individuelles. Cette objection est très sérieuse, dit M. Laval, à qui il est arrivé dans plusieurs essais, de faire erreur sur la situation exacte de balles placées à l'intérieur de crânes secs.

Brandt en 1899 ne comptait pas moins de 65 procédés pour déterminer la situation des corps étrangers dans les tissus. Depuis cette époque leur nombre n'a pu qu'augmenter. Beaucoup d'entre eux ont des points communs ou même se ressemblent tout à fait. Parmi tous ces procédés, nous ne retiendrons, pour la raison énoncée plus haut, que ceux qui ont pour base la radiographie et parmi ceux-ci, ceux qui ont été employés sur le vivant pour la détermination du siège des projectiles perdus dans la tête.

Ces méthodes peuvent être divisées en deux grands groupes : *Méthodes approximatives, méthodes exactes.*

Parmi les premières, nous devons citer d'abord celle de Stechow. Il procédait de la manière suivante : Il prenait successivement deux épreuves radiographiques de la tête suivant le plan sagittal, en posant la seconde plaque du côté opposé à celui où il avait placé la première. De la distance du tube à la plaque et des dimensions de l'ombre, il déduisait la profondeur à laquelle se trouvait le projectile.

Pour la recherche des corps étrangers de l'œil, Fridenberg prétend que l'on peut calculer assez exactement la distance qui les sépare de la plaque, si l'on connaît leur diamètre, celui de leur ombre et la distance entre la plaque et le foyer du tube.

Braatz Egbert place sur la tête du patient des points de repère qui serviront à le guider au moment de l'intervention. Ayant à rechercher une balle dans le cerveau, il entoura la tête du blessé d'un cercle métallique passant au-dessus des yeux, puis perpendiculairement à cette première ligne, il plaça au droit de l'oreille du malade, une échelle graduée dont chaque division était indiquée par une petite tige métallique. Une première opération échoua. Avant la seconde, il fit une nouvelle radiographie en joignant aux premiers indices un fil métallique donnant les contours de l'incision. De tous ces repères il déduisit *approximativement* la position de la balle qui fut découverte lors de la deuxième intervention.

Brissaud et Londe qui les premiers, en France, radiographièrent une balle dans le crâne, eurent l'idée, afin de localiser exactement le projectile, de faire une seconde photographie dans le plan frontal. Mais le malade fatigué par une pose de sept quarts d'heure ne put être soumis à cette seconde épreuve. De Beauvais et Lucas (obs. XX) le tentèrent en vain ; la bobine qu'ils employèrent n'était pas assez puissante pour agir ainsi. Braatz échoua également « en posant la plaque sensible derrière la tête de son blessé, mais l'ombre cherchée se détachait nettement sur une épreuve oblique par rapport au plan médian antéro-postérieur de la tête et la netteté augmentait encore en inclinant davantage la plaque par rapport à ce plan sagittal » (Laval). C'est ainsi que

Bollici put extraire une balle de la grande aile du sphénoïde, Henschen et Lennander au niveau du pli courbe. Ils déduisaient la profondeur à laquelle se trouvait le corps étranger, de la situation qu'il occupait sur les clichés pris dans deux sens différents.

Aujourd'hui que les appareils producteurs de rayons de Röntgen sont plus puissants, on recommande d'opérer de la manière suivante : une première radiographie est faite d'arrière en avant, c'est-à-dire l'occiput tourné vers l'ampoule ; les arcades dentaires, les deux pariétaux, serviront de points de repère pour localiser le projectile dans le plan frontal. Le malade est ensuite placé de profil, et le tube et la plaque photographique sont disposés de telle façon que celle-ci soit le plus rapprochée possible du projectile et que les rayons aient le minimum possible de chemin à parcourir pour traverser le crâne; autrement dit : le foyer d'émission des rayons et le corps étranger doivent se trouver sur une même perpendiculaire à la plaque. On mesure la distance qui sépare la balle de la face externe des os de la face et de l'occipital. Cette distance et la situation qu'occupe le projectile dans le plan frontal permettront de le localiser assez exactement.

C'est par ce procédé que M. Mignon (obs. XXII) est arrivé à reconnaître et à extraire de la paroi osseuse du crâne une balle qui y était enclavée depuis trois ans.

Malgré les résultats qu'elles ont fournis, avec ces méthodes la recherche des corps étrangers reste dans certains cas difficile et même infructueuse. Nous avons vu que Braatz Egbert avait échoué une première fois et

n'avait pu extraire le projectile qu'à une seconde intervention. Souvent, pour localiser exactement le corps
étranger, le chirurgien dut s'aider de ses connaissances
sur les localisations cérébrales et employer la sonde ou
le doigt. Quelquefois même, il ne put s'assurer exactement du siège de la balle au cours de l'opération :

« Il s'agissait d'un malade rendu aveugle par une
balle de revolver logée dans le crâne. Le projectile,
entré par le temporal droit, devait, d'après les signes
cliniques, se trouver sur le trajet du nerf optique gauche.
Une épreuve radiographique montra, en effet, qu'un
projectile du calibre de 6 à 7 ^{mm} semblait occuper à l'intérieur du crâne la fosse qui sépare les deux orbites et
qu'il paraissait être logé en avant du chiasma des
nerfs optiques et en arrière de la lame criblée de
l'ethmoïde.

« L'opération faite par M. Rémy sur ces données montra que le projectile n'était pas exactement à l'endroit
supposé. L'opérateur put insinuer son doigt entre le
cerveau et le crâne, mais il explora vainement la fosse
inter-orbitaire jusqu'à la selle turcique, la face antérieure
du lobe antérieur du cerveau et même la lame criblée
de l'ethmoïde. Au cours de cette exploration le chirurgien croit avoir senti le projectile hors du crâne, à la
partie profonde de l'orbite (Marey). » De même Michaux
(XL) alla chercher dans les cellules ethmoïdales un
projectile logé dans la paroi interne de l'orbite du côté
opposé.

Ces insuccès étaient dus à plusieurs causes :

D'abord au défaut d'immobilité de la tête qui par le

mouvement de rotation ou d'inclinaison sur son axe peut changer la position de l'ombre, et augmenter les dimensions de celle-ci.

De plus l'épreuve radiographique est une projection sur un même plan de corps situés dans différents plans de l'espace. Mais le tube producteur des rayons X étaut toujours assez rapproché du corps étranger et le grand axe de celui-ci coïncidant rarement avec la perpendiculaire abaissée du foyer d'émission sur la plaque, on ne peut assimiler l'image produite à une projection orthogonale, ce n'est le plus souvent qu'une projection oblique. Aussi le centre de l'image de la balle s'éloignera d'autant plus de la perpendiculaire abaissée du centre de celle-ci que la distance de l'ampoule à la plaque sera moindre ; et d'autant plus que le corps étranger sera éloigné de la plaque et de la perpendiculaire abaissée du foyer d'émission sur celle-ci.

Si l'on fait deux ou plusieurs radiographies, les erreurs s'ajoutant, l'écart sera encore plus considérable entre le siège présumé de la balle et son siège réel.

On peut donc conclure que les méthodes approximatives doivent être écartées lorsque l'on a besoin de déterminer avec une rigoureuse exactitude la situation du projectile, particulièrement si celui-ci est intra-crânien ou situé très obliquement par rapport à l'ampoule.

Méthodes exactes employées pour la recherche des projectiles logés dans la tête. Avantages de la méthode Contremoulins.

Appareils de. Mackensie-Davidson, de Mergier, de Guilloz, de Sechehaye, de Contremoulins.

Il restait donc à trouver un appareil qui permît d'aller sûrement à la recherche d'un projectile logé dans la tête et qui permît de l'enlever avec le moins de dégâts possible. Cet appareil devait indiquer l'épaisseur de tissus à traverser pour arriver à ce corps étranger et le côté par lequel on pourrait l'aborder le plus aisément. Il en est plusieurs qui répondent à ces desiderata et le but à atteindre est déduit des données par le calcul, un graphique ou une construction géométrique dans l'espace.

Deux d'entre eux ont une grande analogie ; ce sont l'appareil de MM. Mackensie-Davidson et celui de M. Mergier.

Le premier a surtout été employé par ses auteurs à la recherche des corps étrangers de l'œil. Battersky s'est servi de cette méthode pendant la guerre du Soudan, mais nous ne savons si elle lui a servi à extraire des projectiles intra-crâniens. Elle consiste à obtenir sur la même plaque photographique, deux images du corps étranger par déplacement du tube et, une fois la négative développée et la tête enlevée, à figurer les rayons X par des fils de soie. Le croisement des fils indique la situation du corps étranger et sa distance peut être mesurée perpendiculairement de trois côtés : de la ligne horizontale que donne sa hauteur et des deux surfaces représentées par les ombres. Deux fils colorés se croisant à angles droits ayant laissé leur trace sur la peau du malade, on peut d'après cette donnée procurer au chirurgien des avis utiles.

L'appareil de M. Mergier a reçu de son auteur le nom de *radientomètre ou entomètre radiographique*. Il est accompagné d'un châssis spécial qui permet de changer les plaques photographiques sous le malade sans déplacer celui-ci. Sur ce châssis se croisent à angles droits deux fils métalliques qui par simple pression laissent leur trace sur la peau du patient et constituent ainsi toute une série de points de repère. Dans un plan perpendiculaire à la plaque et passant par un des fils se trouvent deux ampoules. Après avoir pris deux radiographies successives, chacune avec un tube différent, on relève sur une feuille de papier transparent où sont reproduites les deux perpendiculaires tracées sur le châssis, les deux images fournies par le corps étranger, puis on dispose le compas dit entométrique, de telle façon que les deux branches aient chacune une extrémité à la place occupée pendant la radiographie par un des foyers lumineux et l'autre extrémité au centre de l'ombre que ce foyer a produite. La perpendiculaire

abaissée du point de croisement des branches sur le
châssis donne la profondeur du projectile et sa trace
sur celui-ci, sa position par rapport aux plans qui déterminent les lignes de repère.

On peut faire à cet appareil comme au précédent, un
grave reproche : le radientomètre ne fait connaître que
la situation du corps étranger par rapport à la plaque
photographique, et il ne pourra par suite déterminer
avec exactitude la situation du projectile que dans le
cas où la projection de celui-ci sur la plaque sera en
rapport avec l'un des points de contact de la tête et de
la plaque. Toutes les fois que la projection sera faite sur
une partie de la peau éloignée de cette plaque, il faudra
tenir compte de cette distance très difficile à mesurer
en pratique. Enfin au moment de l'opération, le chirurgien n'aura aucun guide qui lui permette d'arriver au
corps étranger directement et rapidement.

Aussi Péan qui utilisa le premier temps de la technique
expérimentale de la méthode de M. Mergier pour l'extraction de balles de la cavité intra-crânienne dut se
servir de la sonde et de l'appareil Trouvé pour arriver
à un résultat (Obs. XXIII et XXIV).

Guilloz pour éviter les reproches faits à Mergier mesure,
à la surface des régions trop irrégulières pour donner
un plan tangent à la plaque, les distances qui séparent
le corps cherché de points de repère choisis sur cette
région. Le principe de sa méthode consiste à obtenir
sur une même plaque photographique, le sujet étant
immobile, deux projections coniques du corps étranger
et des points de repère que l'on transforme en une pro-

jection orthogonale. On n'a plus ainsi besoin de tenir compte de la position du sujet par rapport au plan de projection (Forquin). Déjà, auparavant, M. Contremoulins avait construit un appareil où les points de repère étaient des points osseux toujours invariables pris sur la face. A l'appareil Guilloz peut être joint un compas d'opération, ce qui fait dire à Forquin que la méthode de Guilloz a la simplicité de celle de Mergier et la rigoureuse exactitude de celle de Contremoulins.

Sechehaye se trouvant un jour en présence d'un blessé qui avait reçu un coup de feu à l'abdomen et n'ayant en sa possession aucun appareil qui lui permît de localiser le projectile, arriva à la solution en faisant appel à ses souvenirs d'algèbre et de géométrie. Sa méthode fut ensuite expérimentée sur le cadavre et au moins deux fois elle a servi à rechercher et à extraire des projectiles de la tête (obs. XXV et XXVI). Elle permet de connaître la profondeur du corps étranger, le point correspondant exactement à sa projection verticale sur le cliché, le point correspondant exactement sur la peau à ce point donné du cliché ; enfin elle donne la direction à suivre pour arriver au corps étranger. En 1899, M. Delorme a présenté cet appareil à l'Académie de médecine (rapport pour le prix Laborie). Voici en quels termes il en parle :

« L'auteur est arrivé à une solution avec une double épreuve obtenue par déplacement du tube et l'application d'un théorème. On détermine la distance entre deux points homologues des images. C'est elle qui servira à déterminer la profondeur. Reste à faire la position exacte occupée par le corps vulnérant dans un plan dont tous

les points sont également distants du plan du cliché. C'est
par l'interposition d'un treillis métallique entre la peau
et le cliché et par l'application sur la région à radiographier d'un anneau dont le centre se trouve sur la verticale abaissée du foyer des tubes que pratiquement on
arrive à ce résultat.

« Sans courir le risque d'être entraîné à une longue et
minutieuse description, il nous paraîtrait difficile de
suivre l'auteur dans l'exposé des déductions qu'il tire
de ses formules. Elles paraissent assez simples et à en
juger d'après les observations, elles auraient fourni les
indications cliniques les plus précises. »

Avec cet appareil, la recherche aboutit et l'extraction
fut aisée, mais la balle se trouvait dans un des lobes
temporaux très près de la paroi crânienne et dans ces
conditions les difficultés étaient moindres.

L'appareil que M. Carpentier a construit sur les indications de M. Contremoulins est le premier en date de
tous ces appareils et aussi le plus parfait. Pour réaliser
l'immobilité nécessaire à une détermination rigoureuse,
M. Contremoulins fixe son appareil à la tête du patient
à l'aide d'un scellement au plâtre. Tête et appareil sont
toujours ainsi, quelques mouvements que fasse le
blessé, dans la même situation par rapport l'un à
l'autre. Sur l'un des côtés du crâne se trouve un châssis
photographique, de l'autre deux tubes de Crookes per-
fectionnés et assez distants l'un de l'autre pour que les
rayons qui en émanent puissent donner les intersections
de projections nécessaires à construire une épure géométrique. Sur la face s'appliquent les extrémités de

trois branches d'un compas à quatre branches, les extrémités sont construites de telle façon qu'elles soient impénétrables aux rayons X. Après avoir fait agir chaque tube sur une plaque photographique différente, et avoir réuni sur une même feuille de zinc les deux images obtenues, la tête ayant été enlevée, si l'on joint par un fil chaque foyer lumineux et l'ombre qu'il a produite, l'intersection des deux fils donnera l'emplacement exact du corps étranger. On aménera ensuite en ce point la quatrième branche du compas, coulissant dans une gaîne et dont on peut limiter la course par une bûtée, et l'appareil sera prêt pour l'opération. On appliquera le compas sur la tête du blessé de telle façon que les trois branches du trépied viennent prendre appui aux points où ils se trouvaient au moment de la radiographie (ceux-ci ont été marqués par un tatouage) : « la tige indique exactement la direction à suivre ; la distance qui sépare la pointe de cette tige de la bague de bûtée montre à quelle profondeur il est nécessaire de pénétrer (Tuffier). » En pratique, pour des raisons mécaniques et les besoins de l'asepsie, on se sert d'un deuxième compas, duplicata du premier, qui porte le nom de compas d'opération.

Le seul inconvénient de l'appareil de M. Contremoulins, dit M. Tuffier, c'est la complexité de l'étude radiographique, la précision que le réglage du compas nécessite. Son emploi exige plus de science chez le radiographe que chez le médecin. On peut lui objecter aussi son prix élevé, mais au point de vue des résultats cette méthode est supérieure à toutes celles qui ont été employées jusqu'ici.

D'abord la netteté des images obtenues fut bien plus grande qu'elle ne l'avait été jusqu'alors. Les plus petites esquilles parurent sur la plaque photographique. C'est ainsi que dans une expérience faite au Val-de-Grâce devant les chirurgiens militaires, ceux-ci présentèrent à MM. Rémy et Contremoulins une tête qu'ils avaient préparée d'avance, sans faire connaître le nombre de projectiles qu'elle contenait. Sur la plaque, on remarqua très nettement, en outre, de deux projectiles, « une traînée de corps opaque dont la nature métallique était douteuse. Il n'y avait qu'un seul grain très petit dont on pouvait affirmer la nature en raison de son opacité. Or, cette traînée, vérifiée à l'ouverture du crâne, était composée de fragments osseux et d'un seul petit débris métallique. »

L'appareil Contremoulins remplit également très bien le but pour lequel il a été construit, c'est-à-dire la détermination exacte du siège des projectiles. Sur le cadavre il a reconnu la position de corps étrangers, siégeant aux endroits les plus divers de la tête par rapport à la plaque photographique. Tantôt ils en étaient très rapprochés, tantôt ils se trouvaient au milieu de la masse encéphalique, d'autres fois, ils étaient dans la face, les corps vertébraux de la colonne cervicale. Dans un cas le projectile se trouvait très éloigné de la plaque, et bien que l'image fût très floue, sa position put être déterminée.

« On pouvait dire que l'appareil qui donnait des résultats sur le cadavre ne serait sûrement pas applicable sur le vivant, que la motilité des tissus aménerait des glissements au niveau des points de repère, et qu'il en résulterait des erreurs. »

Le résultat des interventions, pratiquées à la suite de blessures pénétrantes du crâne par coup de feu montre la fausseté de cette hypothèse. Jusqu'ici il n'y a eu que deux insuccès, et ce ne fut dans aucun cas par défaut d'exactitude de l'appareil. Dans l'un (obs. XXX), le projectile saisi, glissa entre les mors de la pince et pénètra dans le ventricule latéral; dans l'autre (obs. XXXIII) on refoula également la balle en essayant de la retirer et on dut l'abandonner dans la région ptérygoïdienne.

La méthode de MM. Rémy et Contremoulins a réussi dans des cas où les autres méthodes induisirent le chirurgien en erreur. Nous avons parlé de l'insuccès arrivé à M. Michaux (obs. XL) dans un chapitre précédent. Il chercha vainement dans les cellules ethmoïdales un projectile qu'un procédé radiographique inférieur y avait localisé. L'appareil Contremoulins appliqué plus tard le plaça dans la paroi de l'orbite du côté opposé à 3 centimètres du rebord sourcilier. Guidé par ces indications son extraction fut des plus aisées. De même chez un malade de M. Tuffier (obs. XXXIV), une balle localisée primitivement dans l'apophyse coronoïde du côté gauche fut reconnue et trouvée à la partie postéro-inférieure du maxillaire supérieur par le procédé de M. Contremoulins.

Trente et une fois on a eu recours à l'appareil Contremoulins pour localiser des projectiles logés dans la tête. Une seule fois, on n'intervint pas à cause de la mentalité spéciale du sujet. Une autre fois une esquille osseuse fut probablement prise pour un fragment de balle et ne put être extraite. Deux fois des projectiles localisés durent être abandonnés à cause des dégâts que leur extraction eût causés.

Toutes les autres fois l'intervention réussit parfaitement.

Le nombre des interventions pratiquées et conduites avec succès à l'aide de l'appareil Contremoulins, permet d'affirmer que le chirurgien se trouve aujourd'hui en possession d'un appareil parfait. C'est à lui qu'il devra avoir recours toutes les fois qu'il voudra déterminer avec exactitude la situation d'un corps étranger dans la tête, et c'est lui qu'il emploiera lorsqu'il voudra être guidé pour son extraction.

Epoque de l'intervention.

L'extraction du projectile ne sera faite que lorsque le blessé sera en état de supporter cette intervention

La découverte de l'appareil Contremoulins a donc permis d'accomplir de grands progrès dans la thérapeutique des plaies pénétrantes du crâne par armes à feu. En présence des accidents tardifs auxquels sont exposés les blessés de la tête, on pourra désormais venir plus facilement en aide au sujet, extraire cette balle et le préserver ainsi des accidents auxquels l'expose le séjour de ce corps étranger dans le cerveau.

A quel moment le chirurgien devra-t-il faire cette extraction ? Devra-t-il attendre l'apparition des accidents tardifs, comme on le recommandait autrefois ? Cette pratique a été trop souvent funeste pour que l'on puisse la recommander. Chipault a réuni cinquante cas de lésions de la voûte par balles de revolver soignés antiseptiquement et il a vu que l'intervention secondaire avait donné 10 morts sur 12 cas, c'est-à-dire 82 % tandis que l'intervention primitive ne donnait que 3 sur 4 ou 75 %.

On agira donc le plus près possible de l'époque de l'accident, mais non à ce moment même, afin de ne pas ajouter à la dépression causée par la blessure les fatigues d'une détermination du projectile à l'aide de l'appareil Contremoulins. Lorsque l'on verra le blessé aussitôt après l'accident, on se contentera, ainsi que le dit M. Tuffier, d'obéir aux lois de la chirurgie générale qui ordonnent d'assurer un libre ecoulement aux liquides mais avec un minimum de délabrements. On débridera donc la blessure, on enlévera les caillots, les débris de cheveux et de vêtements qui l'obstruent, on enlévera les fragments osseux détachés de la paroi crânienne, on relévera ceux qui compriment la dure-mère et le cerveau. La plaie sera lavée avec un liquide antiseptique, un drain placé à la partie la plus déclive de la blessure, et un pansement abritera l'ouverture du crâne des microbes de l'air. C'est ce que fit M. Mauclaire dans le cas de M. Le Dentu (Obs. XXVIII) et c'est ce qu'il recommande dans une clinique récente : Indication de l'intervention immédiate pour plaies pénétrantes du crâne par armes à feu de petit calibre. *(Bull. de l'Assoc. mutuelle de Paris, oct. 1900)*. Dans cette intervention, le chirurgien sera souvent assez heureux de rencontrer la balle et il pourra ainsi l'extraire aisément. Dans le cas contraire, ce n'est que lorsque le blessé sera à peu près remis des suites immédiates de l'accident qu'il pourra songer à rechercher le corps étranger. Il aura en agissant ainsi plus de chances d'être utile au malade, et d'enregistrer un succès. Dans aucun cas, l'intervention à l'aide de l'appareil Contremoulins n'a entraîné la mort ni même de trouble durable. Les malades furent guéris des accidents qu'ils présentaient.

OBSERVATION XVIII

*Photographie par les rayons de Röntgen d'une balle de 7 mm.
dans le cerveau, localisation faite en s'aidant des symptômes
fonctionnels. Pas d'intervention.* Note de MM. Brissaud et
Londe présentée par M. Marey (Compte-rendu des séances
Ac. des Sc. 8 juin 1896).

Le 4 août dernier, M. X... reçut un coup de revolver
(cal. 7 mm.) à bout portant, dans la région moyenne de la bosse
frontale gauche. Il affirme n'avoir pas perdu complètement connaissance, mais il lui était impossible de parler ni de faire aucun
mouvement. Quelques heures plus tard, il répondait par mono-
syllabes aux questions qu'on lui posait ; il avait les yeux fermés,
il reconnaissait à leur voix tous ceux qui lui adressaient la
parole ; il s'efforçait même de leur répondre en anglais, l'idée
de répondre en français ne lui venant pas à l'esprit. Il avait
employé jusqu'alors indifféremment l'une ou l'autre langue.
Lorsqu'il voulut recommencer à parler en français, il n'y put
parvenir et cela dura environ 36 heures.

Le docteur Reverdin (de Genève) le vit 18 heures après l'accident et constata une hémiplégie gauche complète, avec une
perte de la sensibilité étendue de l'extrémité des doigts au pli
du coude. Au-dessus du coude, les réflexes cutanés étaient
conservés et toutes les excitations étaient perçues. Aucune
tentative ne fut faite pour la recherche de la balle. Le blessé eut
pendant neuf jours une fièvre régulièrement décroissante, fièvre
n'ayant jamais atteint 39°, sinon le premier jour. Pendant
15 jours, il perdit ses matières et ses urines, puis il recouvra
la tonicité des sphincters, sortit de sa torpeur, se remit à manger
avec appétit sans avoir éprouvé un seul instant le plus léger
trouble de la déglutition ; enfin il se leva et apprit à marcher à
la façon des hémiplégiques. La plaie ne fut le siège d'aucune
complication, ne donna pas issue à la moindre esquille et fut
complètement cicatrisée en moins d'un mois.

A part la somnolence des premiers jours et l'amnésie verbale transitoire exclusivement limitée aux mots français, l'état psychique ne subit aucune modification. Des accès de fou rire qu'il ne faut pas attribuer à un trouble mental seraient la seule anomalie intellectuelle à signaler si l'on ne savait pas que ces accès résultent simplement d'une irritation cicatricielle des corps opto-striés au voisinage du genou de la capsule interne.

Aujourd'hui tout se borne à une hémiplégie gauche spasmodique des deux membres et de la face, sans participation des nerfs facial supérieur, moteur oculaire commun, masticateur. La contracture est de moyenne intensité malgré l'exagération des réflexes et le clonus du pied ; jamais le spasme ne s'est traduit par des convulsions jacksonniennes.

La pénétration de la balle dans la région frontale gauche n'implique pas que l'hémiplégie actuelle soit le fait d'une lésion de l'hémisphère gauche. La direction de l'arme, d'ailleurs, rend très bien compte du trajet du projectile.

La balle a perforé le lobe frontal obliquement de gauche à droite, passant en avant du corps calleux et dans le plan même de celui-ci, a traversé l'hémisphère droit d'avant en arrière et de dedans en dehors. Dans ce parcours, elle a sectionné les fibres de la couronne rayonnante de Reil au-dessus du ventricule latéral (ces fibres sont précisément celles qui forment le faisceau moteur intra-hémisphérique). En arrière, le projectile a respecté les fibres du faisceau sensitif, et l'on comprend aussi que l'hémiplégie purement motrice ne se soit jamais compliquée d'hémianopsie. L'absence de troubles de la déglutition implique que les fibres capsulaires ont été épargnées entre le corps strié et la couche optique. L'aphasie française des premières heures doit être attribuée au traumatisme du lobe frontal gauche. Bref, le trajet de la balle était nettement déterminé par les symptômes. Il n'en était pas moins intéressant de confirmer le diagnostic rationnel par la preuve matérielle d'une biopsie sans exérèse, et c'est cette preuve que viennent de nous fournir les rayons de Röntgen. Les images ont été prises par M. Londe dans le laboratoire de la Société l'Optique.

Si l'image n'a pas toute la netteté désirable, c'est parce que le malade a été pris d'un léger clonus dû à la contraction prolongée de ses muscles cervicaux ; mais on distingue parfaitement la silhouette du crâne, la bosse frontale, le sinus frontal, les sinus maxillaires, le rocher, l'os malaire, l'arcade zygomatique, la cavité orbitaire, etc.

Le projectile est situé dans la région postérieure, à la hauteur de la deuxième circonvolution temporale, probablement au-dessus de la tente du cervelet. Cette localisation est précisément celle à laquelle aboutit le trajet prévu du projectile, si l'on détermine ledit trajet par la série de points où ont été successivement sectionnées les fibres nerveuses.

Pour que la localisation eût une rigueur absolue, il faudrait, outre la photographie dans le plan sagittal, une photographie dans le plan frontal. Le malade déjà fatigué par une pose de sept quarts d'heure, n'a pu être soumis à cette seconde épreuve.

Pour le cas particulier dont il s'agit, l'intérêt de l'expérience consiste non seulement dans la détermination du siège actuel du projectile, mais dans les conséquences pratiques de cette détermination. La balle étant située dans la région temporale, ce n'est pas à sa présence qu'est due l'hémiplégie persistante, l'hémiplégie résulte de l'interruption des fibres nerveuses que le projectile a rencontrées sur son passage ; elle n'est pas d'origine corticale mais d'origine capsulaire. Une intervention chirurgicale ne changerait rien à la situation.

Observation XIX

Extraction d'une balle ayant séjourné trois ans et sept mois dans le cerveau. — Aliénation mentale. — Guérison. — Par M. Mondot (d'Oran).

Congrès français de Chirurgie, 1899.

Au mois de novembre 1898, M. Louis L... se présente à ma

consultation et me demande si je veux lui extraire une balle qu'il a dans le cerveau. Il me présente en même temps une photographie provenant de l'examen radiographique de son cerveau fait par un chirurgien de Genève. Cette épreuve indique la présence de deux projectiles, l'un à la région temporale l'autre à la région occipitale. Ce dernier a déjà été extrait.

M. L... est artiste, âgé de 41 ans ; il s'exprime très bien, avec animation, il parle beaucoup, raconte des choses inutiles ; son regard est très anormal. Il dit qu'il perd tout à fait la mémoire, qu'il ne peut plus gagner sa vie, qu'il n'a plus d'espoir que dans l'opération qu'il vient me demander. Il paraît désespéré ; on lui a déjà extrait deux balles et on n'a pu trouver la troisième ; il a peur de mourir fou.

J'indique les préparatifs à faire et je fixe l'opération pour le surlendemain.

Le jour indiqué, je me disposais à me rendre à l'hôtel où je devais opérer le malade, lorsque je lus dans le journal du matin que pendant la nuit M. L... a eu un accès de délire furieux et qu'il a été conduit au service des aliénés de l'hôpital. Les gens de l'hôtel et ses camarades, les artistes du café-concert, avaient déclaré qu'il avait de temps en temps des accès de folie.

Je me rends à l'hôpital et je raconte les événements qui précèdent à mon confrère chargé du service des aliénés, en le priant de faire porter le malade dans ma salle d'opération, s'il juge la chose possible.

On me le conduit, et après avoir fait donner le chloroforme, je pratique l'opération suivante : Dans la région temporale droite, au niveau de la cicatrice ancienne, je mets les os du crâne à nu, et à droite et à gauche de l'ouverture comblée par du tissu cicatriciel très dur, j'applique deux couronnes de trépan ; je les réunis à la gouge, ce qui donne une fenêtre de 5 cm. sur 3 cm. de large. Guidé comme on peut l'être par une épreuve radiographique, j'explore avec le doigt et après d'assez longues recherches, je trouve la balle avec l'index gauche qui pénétrait de 4 cm. le long de la boîte osseuse au-dessous de l'ouverture. Pour l'extraire sans produire trop de désordres dans la substance cérébrale, je me suis servi d'une spatule : j'ai conduit l'extrémité pouvant servir de levier sur mon doigt et j'ai maintenu le projectile contre le bout de mon index ; j'ai pu ainsi l'amener dehors.

Le malade a perdu beaucoup de sang pendant l'opération ; il n'y a eu cependant aucune complication ; les suites ont été normales, la réunion s'est faite sans suppuration. L'opération a été pratiquée le 30 novembre. Le calme est revenu tout de suite ; dès le 3 décembre, j'ai pu raconter au malade les événements qui s'étaient succédé depuis sa visite dans mon cabinet. Le 23 décembre, il sort de l'hôpital absolument guéri.

Avant sa sortie, il m'a donné les renseignements suivants : Blessé au mois de mars 1895, il reçoit trois balles, deux dans la région temporale et une dans la région occipitale. Il se trouvait à Paris en ce moment et est soigné à l'hôpital Lariboisière. Un des projectiles est enlevé, dit-il, par l'ouverture de la région temporale. La maladie est grave. Il reste à l'hôpital 42 jours.

Il est convalescent deux mois, et depuis cette époque, poussé par le besoin, il reprend sa vie d'artiste : il va de ville en ville, chantant les comiques dans les cafés-concerts.

Son travail est irrégulièrement interrompu ; il entre dans différents hôpitaux : on le soigne pour des embarras gastriques fébriles ; son urine est trouvée albumineuse, il perd souvent la mémoire.

De tous ces renseignements un peu confus, il semble résulter que c'est seulement dans un hôpital à Genève qu'on attribue ses douleurs à ses anciennes blessures. On fait un examen radiographique qui fait reconnaître la présence de deux balles : l'une dans la région occipitale, est extraite ; elle devait être sous la peau, car il n'y a pas de perte de substance osseuse. Celle de la région temporale n'est pas enlevée. Cependant le malade guérit et c'est deux ans après qu'il est venu à Oran.

C'est sur l'épreuve radiographique qu'il avait conservée, que je me suis guidé pour l'opérer.

Aujourd'hui sa mémoire est entièrement revenue ; il raconte des événements de sa vie qui ont été absents de sa mémoire pendant les trois ans où il a conservé la balle dans le cerveau. Ainsi, il savait bien qu'il n'avait pas son père, mais il ne se rappelait rien de sa mort ; aujourd'hui, il se rappelle tous les détails de ce triste événement de sa vie. Il sait le répertoire des chansons qu'il disait avant sa blessure. Tous les jours, des faits nouveaux le concernant lui reviennent à l'esprit.

OBSERVATION XX

LUCAS. *Extraction de l'intérieur du crâne, d'une balle et d'un fragment détaché, après localisation par les rayons X. (Brit. Med. J.,* oct. 1899.) Résumée.

F... F..., âgée de 10 ans, reçoit d'un père alcoolique, un coup de revolver à l'arrière de la tête (17 juin 1899). Elle est admise à Guy's Hospital en état de collapsus. Respiration stertoreuse et rapide = 32. Pas de symptômes de compression. A la partie supérieure de l'occipital, et plutôt à droite de la ligne médiane on remarque un trou circulaire d'un quart de pouce de diamètre environ, d'où sort de la matière cérébrale reconnaissable à ses battements. Injection hypodermique de dix gouttes de brandy. Vomissements. Le lendemain elle sort du collapsus. T = 100° F.

Le 20 juin, la radiographie montra que la balle était séparée en deux fragments. L'un d'eux se trouvait près du trou du crâne, l'autre à environ un pouce et demi plus loin. Le principal fragment avait probablement pénétré dans le cerveau et était venu se loger près du vertex en se dirigeant en haut, en avant et dedans, tandis que le petit fragment était resté en arrière, juste en dedans de l'ouverture.

Opération. — Après incision des parties molles, on rabat un

large lambeau triangulaire qui permet une bonne exposition de l'orifice d'entrée de la balle. La dure-mère est déchirée et comprimée par des fragments d'os. On les enlève et parmi ceux-ci au bout le plus élevé et le plus externe de la perforation se trouve le fragment montré par la radiographie. Il est facilement enlevé avec la pince habituelle. Au moyen du ciseau et du maillet, un morceau carré d'os est enlevé et la dure-mère apparaît. A l'incision, issue de caillots et de fragments de cerveau contus. On sonde vainement sans rencontrer la balle ; ce n'est qu'à l'aide du petit doigt qu'on peut la sentir à la partie antérieure contre le vertex. Nouvelle trépanation et extraction de la balle.

Disparition immédiate des symptômes alarmants, la malade quitte la ville convalescente.

OBSERVATION XXl

Plaie du crâne par balle de revolver. — Exploration au stylet négative. — Radiographie. — Extraction. — Guérison.

DELENS. *Bulletin de la Soc. de Chirurgie* (Séance du 7 novembre 1900).

J'ai eu l'occasion, il y a dix-huit mois, de recevoir à Lariboisière, un jeune homme qui avait reçu une balle de revolver. D'après la direction que suivit le stylet, on pouvait penser que la balle était logée en haut et en dedans, dans le sinus frontal ou à la partie supérieure des fosses nasales. Il y avait peu d'accidents primitifs ; au bout de quelques jours il présenta une légère stupeur. On fit la radiographie. La balle était logée à la partie postérieure du lobe occipital. M. Peyrot voulut bien se charger de l'opération et grâce aux indicatious de la radiographie, il put arriver sur le projectile et l'enlever ; l'intervention fut très simple. J'ai revu le malade plus tard, il ne m'a pas paru avoir de troubles persistants ; son intelligence, peu développée du reste, n'avait pas diminué. Il portait des traces de paralysie infantile qui rendaient difficile la constatation de l'état de ses muscles.

OBSERVATION XXII

Détermination de la situation d'un projectile dans la tête par les procédés radiographiques usuels. Radiographie sur deux plans perpendiculaires. — Extraction. — Guérison. MM. MIGNON et LOISON (*Bull. Soc. Ch.*, 23 janvier 1901).

Au mois d'octobre 1900, le nommé V... fut hospitalisé pour des troubles cérébraux attribués au séjour depuis trois ans d'une balle de revolver dans la tête.

C'était pendant la convalescence d'une fièvre typhoïde que V... s'était tiré un coup de revolver dans la région temporale droite. Il avait aussitôt perdu connaissance et était resté subdélirant pendant cinq jours.

Depuis l'accident, le blessé était sujet à des crises nerveuses mal déterminées, à des douleurs locales et à des vertiges fort pénibles et à peu près constants.

Il existait dans la région temporale droite une petite cicatrice bleuâtre, située à deux travers de doigt en arrière de l'apophyse orbitaire externe et à un travers de pouce au-dessus de l'arcade zygomatique.

Je demandai à mon collègue, M. Loison, de constater la présence et de déterminer la position du projectile. Il prit avec des précautions spéciales, deux radiographies, l'une dans le plan frontal, l'autre dans le plan sagittal.

Les rayons entrant par la tempe gauche et par l'occiput impressionnèrent dans deux poses successives une plaque appliquée contre la tempe droite, puis une autre plaque placée devant la face du sujet.

L'examen des deux plaques impressionnées a permis à M. Loison de dire que le projectile se trouvait à 2 centimètres environ en arrière de l'apophyse orbitaire externe droite, sur une ligne horizontale passant par cette apophyse. Il devait être enclavé dans la partie supérieure de la grande aile du sphénoïde et faire peut-être saillie du côté de l'orbite ou plutôt du côté de la fosse sphénoïdale droite.

Je fis l'opération le 26 octobre. Je pratiquai une incision verticale de 5 centimètres dont le milieu correspondait à la cicatrice temporale. En arrière sur le squelette, je sentis avec le doigt les rugosités du projectile dans l'angle inféro-antérieur de la fosse temporale. Après l'ablation de quelques copeaux osseux autour du projectile, celui-ci a été mobilisé à l'aide de pesées avec la gouge et la sonde cannelée. Il a été très facile à retirer. Son ablation a laissé subsister une perte de substance osseuse de 7 à 8 millimètres à travers laquelle la sonde cannelée s'arrêtait dans des tissus mous, rouges et fongueux.

Suites opératoires des plus simples, et quand le malade quitta l'hôpital fin 1900, il n'y avait plus ni douleurs ni vertiges.

Je ferai remarquer en terminant que cette opération est une preuve de plus en faveur de l'opinion exprimée incidemment par M. Tuffier : que les projectiles inclus dans le crâne déterminent parfois des accidents très sérieux.

Observation XXIII

Coup de revolver dans l'oreille. — Accidents tardifs. —
Radiographie. — Extraction. — Guérison.

Péan. *Communication sur l'extraction de deux projectiles,* faite en se guidant sur le procédé radiographique de M. Mergier. (*Bull. Acad. méd. Par.*, 1897, p. 594-601.)

Un jeune homme de 22 ans se tire, le 27 août 1896, un coup de revolver de 8 millimètres dans l'oreille droite. On le transporte au Val-de-Grâce ; on cherche à retirer le projectile, mais comme la recherche devenait périlleuse et qu'on n'avait aucun signe certain, on ne poursuit pas plus loin.

Au bout de quelques jours il quitte l'hôpital, mais plus d'un an après il éprouve le besoin d'être délivré d'un corps étranger qui devient de plus en plus gênant.

Au moment où je le vois, il était en effet atteint à droite d'une paralysie faciale manifeste, avec suppuration abondante du conduit auditif, dont le tympan était détruit et dont une bonne partie de la paroi osseuse était réduite à l'état d'esquilles. De plus, tout le côté droit de la tête était le siège de violentes douleurs qui empêchaient le malade de se livrer à ses occupations ordinaires.

Il fallait bien l'opérer, mais rien n'indiquait en quel endroit du crâne ou du cerveau pouvait siéger la balle ; la paralysie faciale n'était d'aucun secours ; elle indiquait par où la balle était passée mais elle ne disait pas ce qu'elle était devenue.

C'est alors qu'intervint la radiographie et c'est en effet, grâce à MM. Mergier et Caquin que la situation devint nette et qu'il n'y eut plus d'hésitation pour intervenir.

M. Mergier n'employa que le premier temps de son procédé : radiographie du crâne suivant le plan sagittal en interposant entre la plaque sensible et la tête deux fils métalliques.

L'épreuve montrant le projectile situé en avant du conduit auditif, dans l'épaisseur du rocher, je fais le 9 novembre dernier une incision verticale correspondant à la ligne verticale de l'épreuve, passant immédiatement en avant du tragus et mettant à nu la portion osseuse du conduit auditif. Celui-ci ayant été converti en fragments non consolidés, je les enlève et j'arrive ainsi dans la caisse du tympan dont les osselets ont disparu et qui est remplie de tissu cicatriciel. J'explore le pourtour de cette cavité et la moitié antérieure de l'apophyse mastoïde, puis la partie de la base du crâne qui sépare l'oreille moyenne de l'oreille interne et de la cavité glénoïde en morcelant les os avec la gouge et ma pince emporte-pièces. J'enlève la portion du rocher qui recouvre le canal du facial et le canal carotidien, et cela avec la précaution que réclame un pareil voisinage. Enfin au moment où j'arrive sur la dure-mère, au niveau des limites de l'oreille interne, la sonnerie d'un stylet explorateur se fait entendre : le projectile est là, enclavé au tissu osseux qu'il faut encore morceler et je l'extrais avec une pince tire-balles, non sans difficultés. Il était, en effet, tellement déformé, aplati, déchiqueté, que chacune de ses aspérités avait pénétré dans les petites cavités du tissu osseux avoisinant et semblait faire corps avec lui.

En somme, la balle était allée se loger dans l'oreille interne, sous la dure-mère à une profondeur de 6 centimètres, suivant une ligne prolongeant l'articulation temporo-maxillaire. Le renseignement donné par la radiographie était donc bien exact.

Observation XXIV

Tentative de suicide par coup de feu dans la région temporale droite. — Radiographie. — Extraction. — Guérison.

Péan *(Bull. Ac. méd. Paris*, 1897, p. 594-601.)

L'autre blessé est encore un jeune homme de 20 ans qui voulant se suicider le 10 février 1897 se tire un coup de revolver dans la région temporale droite. Il est transporté à l'hôpital Bichat où pour la même raison que pour l'autre malade, on se montre très sobre d'explorations.

Vers la fin de cet été, huit mois après l'accident, naissent des douleurs dont l'intensité va croissant et qui siègent au sommet de la tête, sur la ligne médiane. Les crises chaque jour plus fréquentes rendent la vie du pauvre garçon absolument intolérable.

Une petite cicatrice, siégeant un peu au-dessus de l'arcade zygomatique, indiquait la porte d'entrée de la balle mais ne pouvait servir à deviner sa cachette. Le sujet fut donc radiographié comme le précédent de telle façon que la ligne horizontale rase le bord supérieur du pavillon de l'oreille, et que la ligne verticale passe immédiatement en avant du tragus. L'épreuve montre que le point d'enkystement de la balle est situé immédiatement au-dessous de la ligne horizontale à 2 centimètres du point d'entrecroisement.

Je fais une incision verticale passant par ce point et commençant au-dessus des insertions supérieures du temporal pour descendre jusqu'au-dessous de l'arcade zygomatique, intéressant la peau, le tissu cellulaire, le muscle dans toute son épaisseur et mettant à nu le bord supérieur et la face externe de l'arcade zygomatique, à peu près au niveau de son union avec l'os malaire. Je rencontre dans toute l'épaisseur du muscle un petit sillon noirâtre montrant que le projectile a suivi depuis son entrée une direction de haut en bas, ce qui confirme déjà les indications de la radiographie. Sur le périoste et sur l'os, au point où la fosse temporale se continue avec la base du crâne, je trouve une dépression également noirâtre qui indique que là doit être le lieu de pénétration du projectile. Pour m'en assurer j'agrandis l'orifice. La dure-mère est ainsi mise à nu ; en l'incisant, je retrouve dans son épaisseur, là où sa face externe se réfléchit pour aller tapisser la base du crâne, le même piqueté noirâtre. Ce même piqueté se continue sur la substance cérébrale mise à nu : alors en prenant des précautions infinies pour ne pas trop léser les circonvolutions, avec l'extrémité d'un stylet mousse, j'arrive en poursuivant avec douceur la recherche du projectile à travers les circonvolutions, à le découvrir à une distance de 7 centimètres de la peau, au niveau de la selle turcique sur laquelle il repose et d'où je puis alors facilement l'extraire.

Les deux opérés sont aujourd'hui complètement guéris.

OBSERVATION XXV

Plaie pénétrante du crâne par coup de feu. — Localisation du projectile à l'aide de la méthode de M. Ad. Sechehaye (rédigée en partie d'après les notes du Dr BERGALONNE). Résumée. (*Rev. méd. Suisse romande*, 1899, p. 8.)

R. R..., âgé de 31 ans, bonne santé habituelle à part une

myopie double très accentuée. On l'amène à l'hôpital le 2 mai 1898 à la suite d'un accident dont on ignore la nature. Etat légèrement comateux ; apyrexie.

Plaie par éclatement près de l'apophyse orbitaire du frontal gauche ; pas d'issue de matière cérébrale, peu d'écoulement sanguin. Tuméfaction de la région voisine, de l'orbite et de l'œil. Ecoulement de sang par le nez.

Le 6 mai, le malade redevenu conscient raconte qu'il serait tombé contre l'angle d'une table ; il a encore quelques troubles psychiques le 9, et à ce moment on constate à gauche de l'exophtalmos, du chémosis, une ecchymose palpébrale, de l'immobilité pupillaire ; à l'ophtalmoscope, on diagnostique l'atrophie de la pupille ; cécité absolue de l'œil gauche, paralysie du releveur de la paupière et du muscle droit supérieur.

Le 7 juin la plaie est cicatrisée ; l'exophtalmos a disparu, l'intelligence est normale ; on note seulement quelques céphalées.

Le 10 juin, une radioscopie exploratrice fait reconnaître distinctement à la base de la région frontale l'image d'un corps opaque et bien limité. Le malade avoue qu'il s'agit bien d'une blessure par arme à feu.

Le 17 juin, une première radiographie localise le projectile à 2 centimètres de la face temporale droite ; le lendemain, on détermine la distance qui sépare la projection oblique du projectile de la projection verticale et celle-ci est indiquée sur la peau.

La radioscopie employée pour vérifier le résultat de la localisation indique constamment le projectile au-dessus de l'indice placé sur le point déterminé. Cela tient évidemment à ce que la peau se déplace en glissant de bas en haut lorsque la tête pose sur la plaque.

L'opération est pratiquée le 2 juillet par le professeur Julliard. Après trépanation, à l'aide de la sonde cannelée, on atteint la balle logée dans l'écorce cérébrale, à moins de 1 centimètre de profondeur à partir des méninges, à 2 centimètres et demi à partir de la peau, extraction facile.

Le 30 juillet, la cicatrisation est complète, le malade se porte bien sous tous les rapports.

A sa sortie, il est guéri.

Observation XXVI

Plaie de la tête chez un alcoolique. — Localisation de la balle par la méthode Sechehaye. — Extraction. — Guérison.
(*Rev. méd. Suisse Romande*, 1899, p. 12.)

P..., boulanger, 46 ans, très fortement éthylique, ayant déjà présenté une atteinte de delirium tremens. Le 6 juillet 1898, étant ivre, il se tire un coup de fusil Flobert sous l'oreille droite. Le docteur Saloz, aussitôt appelé, constate que l'individu n'a pas d'autres troubles cérébraux que ceux de l'ivresse, l'orifice d'entrée saigne peu, pas d'hémorrhagie ni par la bouche, ni par le nez, ni par l'oreille. Le même jour, le malade entre à l'hôpital. C'est un homme vieilli, stupide, facies rouge bouffi ; tremblement de tout le corps, démarche hésitante, apyrexie. Sous l'oreille droite, derrière l'angle de la mâchoire, on voit l'orifice d'entrée dont les rebords sont noircis : la région voisine, surtout au niveau de la loge parotidienne, est tuméfiée, un peu ecchymosée et douloureuse. La palpation ne décèle pas de corps étranger ; à l'intérieur de la bouche, on n'aperçoit aucune ecchymose ; les mouvements du maxillaire sont douloureux.

7 juillet. — Radiographie localisatrice. On obtient sur le cliché trois images : les deux images du projectile se superposent en partie et l'image de l'orifice d'entrée imprégné de pulvérin et peut-être d'un peu de plomb. Cette dernière ombre avait été prise à première vue pour une des images de la balle, ce qui aurait faussé complètement la localisation. On détermine toujours par les mêmes formules la profondeur qui égale 25 ^{mm} et le point de projection verticale qui est marqué sur la

peau. La balle doit être dans le voisinage immédiat de l'articulation temporo-maxillaire.

8 juillet. — Le malade est très agité, il se lève pendant la nuit et fait du tapage.

9 juillet. — Opération par M. le professeur Julliard. Narcose à l'éther, incision verticale en passant par le point marqué au nitrate ; à travers la parotide tuméfiée on arrive sur la branche montante du maxillaire un peu au-dessous du condyle : le doigt introduit dans la plaie et ramené vers l'oreille, sent le projectile qui est facilement extrait. Hémostase, quelques sutures profondes, suture partielle de la peau avec le fil de bronze d'aluminium, pansement au sublimé.

13 juillet: — Le malade défait souvent son pansement, tuméjaction de la région, douleur pendant la mastication, fièvre le soir. Quand on enlève les sutures, il sort à la pression passablement de pus épais.

22 juillet. — La plaie opératoire a beaucoup diminué, la suppuration est peu abondante.

24 juillet. — Le malade est complètement dément, délire alcoolique, gâtisme, apyrexie ; pas de signe de paralysie faciale.

3 août. — Sort sur la demande de sa famille, plaie presque cicatrisée, pas de fistule salivaire.

24 septembre. — La plaie s'est fermée complètement huit jours après la sortie du malade de l'hôpital, peu après survient une nouvelle période de troubles psychiques avec agitation, délire ; aujourd'hui X... va mieux sous tous les rapports.

OBSERVATION XXVII

RÉMY. Malade présenté à l'Acad. de méd. par M. Le Dentu.
(Séance du 7 déc. 1897.)

J'ai l'honneur de montrer à l'Académie le premier résultat obtenu sur le vivant par l'appareil imaginé par MM. Rémy et

Contremoulins pour la recherche des projectiles dans le crâne à l'aide de la radiographie.

Il s'agit d'un homme âgé de 26 ans, marchand forain, qui dans les premiers jours d'avril 1897 tenta de se suicider en se tirant un coup de revolver de 8^{mm} dans la tempe droite. Il entra le 3 novembre à Nanterre. Après l'accident, il eut un abcès de l'œil droit qui fut énucléé et il en resta du ptosis et des fistules palpébrales. Par moments, il était pris de tremblements dans la moitié droite du corps avec conservation de la sensibilité et du mouvement. Dans la moitié droite de la tête, il ressentait de la lourdeur avec conservation de la sensibilité.

M. Contremoulins détermina la situation du projectile à 58^{mm} de profondeur en arrière de la partie interne de l'arcade sourcilière droite. Entré par la tempe droite, il avait brisé les parois externe et supérieure de l'orbite et s'était logé à la face profonde du lobe antérieur du cerveau, contre l'apophyse clinoïde antérieure.

L'opération pratiquée le 13 novembre a permis d'extraire le projectile trouvé à l'endroit indiqué.

Le malade est sorti guéri le 14 décembre 1897.

OBSERVATION XXVIII

LE DENTU. *Bull. Ac. méd.*, 1897 (séance 23 nov.).

Il s'agit d'un homme de 49 ans, relieur, qui s'était tiré un coup de revolver dans la région temporale et à qui mon chef de clinique, M. Mauclaire, s'était trouvé à pratiquer l'opération de désinfection qu'on peut jusqu'à un certain point appeler une trépanation.

J'ai prié M. Rémy qui s'est fait le démonstrateur et le vulgarisateur ardent de cet appareil, de déterminer avec M. Contremoulins le siège du projectile et il m'a été répondu qu'il se trouvait au-dessous des vêtements, dans un point qui fut désigné par un tatouage. La trépanation frontale pratiquée juste au niveau de ce point nous a menés juste sur le projectile qui se trouvait à 1 cm. environ dans la substance cérébrale.

L'opération faite il y a une semaine a eu des suites très simples.

Le malade sortit guéri le 4 décembre.

Observation XXIX

Hémiplégie droite, troubles de la mémoire et de la parole occasionnés par la présence d'une balle dans l'hémisphère cérébral gauche ; convulsions épileptiformes ; radiographie de la balle par le procédé de M. Contremoulins — Extraction. (Voisin. Communic. à Soc. méd. Paris, 23 avril 1898. France médic., 1898, p. 289.)

Le nommé Armand B..., âgé de 34 ans, vient me consulter le 3 décembre 1896.

Rien de particulier du côté des ascendants ni des collatéraux. Cet individu n'a jamais été malade.

En 1894, sa mère et son beau-frère ne voulant pas consentir à un mariage qu'il projetait. il s'est tiré trois coups de revolver à la tempe droite sur une route près de Gonesse, le 7 septembre. Le revolver avait le calibre de 7^{mm}. Il a perdu connaissance et a été retrouvé dans un fossé de la route. Il a été transporté à l'hôpital de Gonesse où son beau-frère est allé le reconnaître cinq jours après. Il ne pouvait d'après le récit de son beau-frère articuler aucun mot. Il était complètement paralysé des membres droits et il lui était impossible de se tenir debout. Il put être transporté le 12 novembre à l'hôpital St-Louis. Il en sortit fin novembre, et au moment où il se présenta à ma consultation quelques jours après, il était dans l'état suivant :

Les mouvements sont à peu près normaux dans le membre inférieur droit, la main droite est moitié moins forte que la gauche. La température de la main droite est inférieure à celle de la gauche : la force dynamométrique à droite est de 13 kg. et à gauche de 58.

Le membre supérieur droit n'est pas atrophié mais il présente un certain degré de contracture ; il existe de l'exagération dans les réflexes du poignet, de l'olécrâne droit, ainsi que dans le réflexe rotulien droit.

Le malade n'a plus d'incontinence d'urine et des matières fécales depuis sa sortie de Saint-Louis.

La parole est troublée dans une certaine mesure : beaucoup de mots, beaucoup de lettres sont bégayés, ânonnés et mal distinctement prononcés. Le malade a conscience de cette difficulté de s'exprimer et il en manifeste de la mauvaise humeur. Il lit avec peine des caractères imprimés tels que : Société de Biologie, du Bulletin de la Société.

Quant aux multiplications, il se trompe en disant 2 fois 6 : 24. Il arrive à multiplier d'autres chiffres mais après plusieurs secondes d'hésitation.

Plusieurs mots lui sont dictés, mais l'écriture en est difficile. Cette difficulté d'écrire paraît tenir à un état parésique, il ne peut, en effet, lever sa main droite à la hauteur de la tête ni étendre entièrement son bras droit. Il ne peut siffler ; la pointe de la langue est légèrement déviée à droite. Il n'existe pas de troubles de la sensibilité. Pas de diplopie.

L'examen de la région temporale droite permet de constater l'existence, à 58 mm. de l'oreille droite et d'un point médian du sourcil droit suivant un angle de 25°, d'une dépression osseuse irrégulière et d'une saillie de la peau de plus d'un centimètre correspondant à l'endroit par lequel les balles ont pénétré.

Cette cicatrice ostéo-cutanée ne présente aucune douleur spontanée ou à la pression ; cependant on y sent une première balle qui est très visible sur les épreuves radiographiques prises par M. Contremoulins. Cet individu ne souffre nullement de la tête.

Mais ce n'est pas assurément cette balle qui a produit les accidents graves observés chez cet homme, et les convulsions épileptiques qui le prennent de temps en temps.

Les épreuves radiographiques de M. Rueff et celles de

M. Contremoulins ne laissent aucun doute sur la présence d'une seconde balle dans l'épaisseur même de l'hémisphère gauche.

La démonstration de son siège précis est faite par le procédé de M. Contremoulins qui nous la montre dans la partie gauche du centre ovale, à 4 cm. dans la profondeur de la 3e circonvolution frontale gauche, à la partie la plus postérieure et au tiers inférieur de la frontale ascendante.

La position de cette balle explique absolument l'existence des troubles fonctionnels qu'a présentés et que présente encore M. B..., phénomènes paralytiques à droite, troubles de la mémoire et de la parole.

L'état de B... s'est amélioré dans une certâine mesure, au point de vue en particulier de la force des membres droits et de la céphalalgie, mais la parole reste gênée ; le j et le g sont prononcés comme ch... ; la lecture est difficile. — De plus, il est atteint depuis plusieurs mois, à des intervalles de 20 à 25 jours, de convulsions épileptiformes sans aura, caractérisées par la demi-perte de connaissance, un état d'inertie, l'impossibilité de parler, la morsure du côté droit de la langue, l'inclinaison du corps à droite, le tout durant huit à dix minutes. C'est de la véritable épilepsie jacksonnienne.

Je ne pense pas qu'il soit prudent de ne rien essayer de curatif en présence de cette complication dernière et que la détermination précise du siège de la balle justifie l'intervention chirurgicale.

Quelques semaines plus tard M. Voisin annonça que son malade avair été opéré par M. Monod et que la localisation faite par M. Contremoulins avait été trouvée exacte.

OBSERVATION XXX

Blessure par balle de revolver au niveau de la tempe gauche. — Radiographie par M. Contremoulins. — Tentative infructueuse d'extraction. REYNIER. *Bull. Soc. Ch.* (Séance du 7 novembre 1900.)

Il y a près de deux ans, un jeune homme de 18 ans était entré dans mon service. Il s'était tiré un coup de revolver dans

la tempe gauche. Je priai M. Contremoulins de repérer la position de cette balle avec son appareil. Or la balle entrée par la
tempe gauche, se trouvait dans l'hémisphère droit. A cause des
douleurs que présentait le malade, je crus devoir chercher à
extraire cette balle. Me laissant guider par la tige indicatrice de
l'appareil de M. Contremoulins, je fis une trépanation à 3 cm.
environ au-dessus de l'oreille, à droite, et, après incision de la
dure-mère, ayant enfoncé la tige indicatrice dans le cerveau à
3 cm. environ de la surface, je sentis très nettement la balle.
En me guidant sur la tige restée en place, j'enfonçai une pince
à forcipressure dans la substance cérébrale. Avec celle-ci je
sentis encore très nettement la balle. Mais quand je voulus la
saisir en écartant les mors de la pince, j'eus la sensation que je
a repoussais et qu'elle s'enfonçait. Je fis ainsi plusieurs tentatives
inutiles et à un moment, je ne retrouvais plus la balle, et eus la
pensée que je l'avais probablement repoussée dans le ventricule
latéral. Je dus alors arrêter mes tentatives d'extraction.

Le malade guérit très bien, sans présenter aucun trouble à la
suite de cette intervention. Mais je l'ai revu quatre mois après.
Les parents me le ramenaient parce qu'il avait eu une attaque
d'épilepsie. Je lui proposai de le reprendre dans mon service et
lui faire de nouveau avec la radiographie le repérage de sa balle,
espérant que celle-ci, s'étant peut-être déplacée, serait peut-
être plus accessible. Les parents ne se sont pas encore décidés
et doivent me le ramener si les crises deviennent trop fréquentes (novembre 1898).

Observation XXXI

Reynièr. — *Blessure par balle de revolver au niveau de la
région temporale droite*

Le projectile a pénétré par trois travers de doigt au-dessus
de la queue du sourcil et cause au bout de quelques mois des
céphalalgies intolérables. La radiographie (Contremoulins)

indique la présence de la balle entre la table interne et la dure-mère, dans la région correspondant exactement à la paroi extérieure.

L'extraction est faite, le 23 avril 1899, avec l'appareil Contremoulins. Les suites de l'opération sont normales. La malade quitte l'hôpital guérie, 10 jours après.

Observation XXXII

Plaie par balle de la région temporale. — Pénétration de la balle dans les cellules ethmoïdales supérieures. — Localisation du siège de la balle à l'aide de l'appareil de M. Contremoulins. — Extirpation. — Guérison. (Présentation du malade à la Soc. de Chir. (22 novembre 1899), par M. Mauclaire.)

J'ai l'honneur de présenter à la Société un malade opéré le 1er août 1899 dans le service de M. le professeur Le Dentu, à l'hôpital Necker, salle Malgaigne, n° 38. Ce malade s'était tiré lui-même un coup de revolver dans la région temporale du côté droit. Observé trois heures après l'accident, le blessé est dans un état voisin du coma dû à la commotion cérébrale. L'entrée de la balle siège juste au-dessus de l'apophyse zygomatique à sa partie moyenne et le trajet se dirige vers la cavité orbitaire. L'œil du côté droit est tuméfié ; la paupière et les conjonctives sont ecchymosées, boursouflées. Pas de phénomènes de compression cérébrale, pas de stertor ; pas de paralysie ni d'anesthésie. Epistaxis abondant par la narine droite.

La pénétration intra-crânienne de la balle étant douteuse, on ne pratique aucune intervention immédiate. Trois jours après, le malade est radiographié par M. Contremoulins, chef du laboratoire de radiographie de l'hôpital Necker. Cet examen démontre l'*existence de la balle tout contre et en dedans de la paroi osseuse interne de l'orbite mais dans les cellules ethmoïdales* supérieures, à mi-hauteur de cette paroi et à 30 mm de profondeur un peu au-dessous de la lame criblée de l'ethmoïde.

Grâce à l'appareil de M. Contremoulins, la situation exacte de la balle, c'est-à-dire la profondeur de son siège, fut donc précisée exactement. Nous avons pu dès lors étudier les conditions de l'intervention pour faire l'extirpation du corps étranger qui cependant pour le moment ne donnait lieu à aucun accident.

Nous avons fait une incision tout contre l'os nasal et le frontal, dans l'angle interne de l'œil, en suivant bien la paroi osseuse et en repoussant en dehors toutes les parties molles, le périoste compris. Nous tombons sur l'orifice d'entrée de la balle qui a perforé la paroi interne de l'orbite. Cet orifice est un peu agrandi avec la gouge. On sent la balle tout contre dans les cellules ethmoïdale. Avec une petite curette de Wolkmann, elle fut extraite assez difficilement étant donné sa tendance à fuir plus profondément.

Les suites opératoires furent très simples. La plaie guérit par première intention. Le sac lacrymal n'avait pas été lésé. Le malade sortit de l'hôpital le 9 août 1899.

Le globe de l'œil a conservé sa mobilité, mais la vue est très affaiblie par le fait d'un décollement de la rétine.

Observation XXXIII (Inédite)

Plaie de la téte par balle de revolver. Localisation de la balle à la face inférieure du crâne, à l'aide de l'appareil Contremoulins. — Tentative d'extirpation. Par M. Mauclaire.

Un homme âgé de 26 ans, entre le 25 août 1899 à l'hôpital Nooltor, dans lo oorvioo do M. le professeur Le Dentu, ayant reçu un coup de revolver dans la région parotidienne droite. L'orifice d'entrée est juste en avant du condyle, au niveau de l'échancrure sigmoïde. Pas de paralysie faciale.

La radiographie faite par M. Contremoulins localise la balle à 2 centimètres de profondeur contre la face inférieure du crâne au niveau de la base de la grande aile du sphénoïde.

L'intervention fut pratiquée le 29 août 1899 par M. Mauclaire. Il fit une incision très profonde au niveau de l'orifice d'entrée, mais en essayant de retirer la balle, il perdit contact avec elle et ne put la retrouver. Après plusieurs tentatives infructueuses, le projectile est abandonné dans la région ptérygoïdienne.

Le malade sortit le 31 août 1899, guéri de son opération.

Observation XXXIV

Tuffier. *Balle entrée par la région sus-hyoïdienne médiane et ayant traversé le voile du palais. — Le projectile localisé par M. Contremoulins ne put être enlevé complètement.*

Radiographie (Contremoulins) montre la balle à la partie postéro-inférieure du maxillaire supérieur du côté gauche. Pour l'extraction, la balle est abordée par le voile du palais ; elle est trouvée à l'endroit indiqué, mais il est impossible d'extirper complètement le projectile profondément enclavé dans l'os. Une radiographie postérieure, pratiquée avant la sortie du malade de l'hôpital, permet de constater qu'il n'y a plus trace de balle. Il est plus que probable que le projectile mobilisé pendant l'opération s'est détaché dans la suite et a été dégluti (nov. 1899).

Observation XXXV

Tuffier. *Balle logée depuis 4 ans entre la branche montante du maxillaire supérieur droit et l'apophyse mastoïde.*

Radiographie (Contremoulins) décèle la balle à 5 centimètres de profondeur. Une incision pratiquée entre le bord antérieur du sterno-cleido-mastoïdien et la branche montante du maxillaire inférieur droit permet d'arriver à la balle située à l'endroit indiqué et de l'extraire (nov. 1899).

Observation XXXVI

Tuffier. *Acad. de Méd.*, 31 oct. 1899. *Pres. Méd.*, 1899, n° 87.

Il s'agit d'un homme de 37 ans, qui a tenté de se suicider en se tirant deux balles de revolver dans la tête ; six semaines après il présente des vertiges et des étourdissements dans certaines attitudes. Je trouve le premier projectile entre la dure-mère et le cerveau. La tige indicatrice me conduit à 6 centimètres et demi de profondeur à la face inférieure du lobe frontal, au voisinage du chiasma du nerf optique, où je trouve la seconde balle irrégulière et déformée. Extraction suivie de guérison complète. (Août 1898.)

Observation XXXVII

Balle s'étant divisée en deux fragments reconnus à l'aide de l'appareil Contremoulins. — Extirpation. — Guérison.
Tuffier. *Presse Médicale*, 20 déc. 1899.

Un homme (49 ans, s'était tiré une balle dans la région temporale du côté droit : une seule balle, affirmait le malade, et cependant la radiographie indiquait à première vue deux projectiles, l'un situé dans le crâne au-dessus de l'orbite à droite, l'autre situé en plein hémisphère gauche. Une étude plus approfondie de l'image radiographique permettait de confirmer l'affirmation du malade. Une seule balle avait été tirée, mais le projectile en touchant les os s'était divisé en deux portions inégales ; le plus gros fragment avait été se loger dans l'hémisphère gauche ; le plus petit était resté dans le voisinage de l'orbite.

M. Contremoulins radiographia le malade, détermina la situation des deux corps étrangers. Son compas appliqué sur la face du sujet montra par sa tige indicatrice qu'en passant au niveau d'un point déterminé de la fosse temporale *gauche*, un trajet de 5 centimètres restait à parcourir pour atteindre le corps étranger. Je pratiquai à la partie supérieure de la fosse temporale gauche une trépanation de 4 cm. de diamètre (je rappelle que la balle était entrée à droite, une plaie de la région temporale droite et un écoulement séro-purulent en ce point témoignaient de la véracité des dires du malade). Après la traversée de l'os, je trouve la dure-mère intacte ; je la sectionne en croix, le cerveau apparaît de vascularisation et de couleur normale ; je l'incise sur une étendue de 2 centimètres et sur une profondeur de 1 centimètre environ, et je fais reporter sur la face du sujet le compas repère.

La tige indicatrice me montre qu'il faut continuer à me diriger en avant et en dedans, que j'ai encore 2 centimètres à parcourir. Le compas enlevé et la voie d'approche augmentée de 2 centimètres, je sentis un corps dur, et une pince me permit d'enlever, sans aucune difficulté, la balle qui se trouvait exactement à la position indiquée. Il n'y avait plus qu'à suturer la dure-mère et les téguments.

Restait le fragment de projectile du côté droit ; la direction indiquée par le compas me montrait que je pouvais utiliser l'orifice créé par l'entrée de la balle (à droite).

J'agrandis cet orifice, j'enlevai quelques esquilles osseuses libres, la dure-mère était perforée. Le compas reporté sur la face m'indiquait que la balle se trouvait en haut et en avant à 2 cent. et demi de l'orifice crânien, mon index porté en ce point me permit de sentir un corps irrégulier anguleux. Une pince en fit l'extraction sans difficulté ; ce corps étranger était constitué par un fragment de balle et de minimes esquilles osseuses. Mon malade guérit. Le mérite en revient uniquement à la précision des données radiographiques ; les anciens modes d'exploration clinique ne m'auraient jamais permis de penser à la présence de deux corps étrangers, ni d'aller chercher dans l'hémisphère gauche une balle entrée à droite, le malade ne présentant aucun symptôme permettant de localiser en un point précis une lésion cérébrale. Le malade sortit guéri le 16 août 1899.

Observation XXXVIII

Tuffier. *Presse méd.*, n° 87.

Jeune homme, 16 ans ; s'est logé dans la tempe droite une
balle de revolver. Les douleurs croissantes conduisent à l'intervention huit jours après. M. Contremoulins localise la balle
à une profondeur de 2 centimètres et demi dans le crâne. A
travers une petite couronne de trépan le projectile est trouvé
exactement au point indiqué, entouré d'un hématome cérébral.
Extraction suivie de guérison complète.

Observation XXXIX

Reynier. *Balle de revolver dans la cavité orbitaire extraite avec l'appareil de M. Contremoulins (Bull. Soc. Ch., 1900, p. 282).*

Je vous présente un malade qui nous montre tous les avantages que nous pouvons tirer de la méthode remarquable de
M. Contremoulins pour la recherche des projectiles ; le malade
s'était tiré un coup de revolver dans la région temporale ; la
balle avait pénétré dans l'orbite. Quand le malade entra à
l'hôpital, il avait une légère exophtalmie ; la vision paraissait
profondément altérée, le malade ne distinguait que les formes
des objets et d'une façon diffuse.

L'examen radiographique fait par M. Le Gentil montrait
que la balle se trouvait contre la face supérieure de la voûte
orbitaire, mais ne me donnait pas la notion de profondeur. Les
jours qui suivirent, la vision revenait un peu mais restait toujours très confuse. C'est alors que je priai M. Contremoulins
d'examiner le malade, et de relever avec son appareil la place
de la balle ; il vint après avoir réglé son appareil, m'aider pour
l'extraction.

Le trajet du stylet indicateur montrait que la balle devait

être profondément située dans l'orbite et, me laissant toujours conduire par la direction du stylet de M. Contremoulins, j'arrivai jusqu'à 3 centimètres de profondeur et je finis par trouver la balle dans l'épaisseur de la paroi, faisant saillie du côté de l'orbite et comprimant à ce niveau le nerf optique ; j'en fis l'extraction.

Vous pouvez voir aujourd'hui que cette opération n'a laissé aucune trace ; les mouvements des muscles de la paupière et de l'œil se font normalement. Depuis, sa vision s'est améliorée très notablement. Tous les jours son champ visuel s'agrandit. Nous pouvons espérer qu'il n'a eu surtout qu'une contusion du nerf optique avec hémorrhagie et que, peu à peu, la compression du nerf ayant cessé, la vision pourra se rétablir à peu près complètement. (Février 1900.)

Observation XL

MICHAUX. *Plaie par coup de feu de la base du crâne. — Détermination par M. Contremoulins du siège du projectile jusqu'alors introuvable. — Extraction. (Bull. Soc. Ch., 9 janvier 1901.)*

Avant de connaître l'appareil Contremoulins, j'avais eu à intervenir dans un cas de projectile de la base du crâne. N'ayant à ma disposition qu'une radiographie insuffisante dans ce cas particulier, j'allai à la recherche de ce projectile que je croyais logé dans les cellules ethmoïdales. Mais l'opération, malgré son étendue, les recherches minutieuses auxquelles je me livrai, ne me permit pas de retrouver le corps du délit.

Quelques mois après cette intervention blanche, je pus cette fois, grâce à l'appareil de M. Contremoulins, reconnaître la situation exacte du projectile. Il était logé dans la paroi interne de l'orbite du côté opposé à 3 cm. du rebord. Son extraction fut des plus simples. (Août 1900.)

Observation XLI

Malapert, Mauclaire, et Contremoulins : *Plaie du crâne par balle de révolver. — Application de l'appareil de M. Contremoulins localisant la balle dans l'hémisphère du côté opposé. — Trépanation avec une seule couronne de trépan. — Ablation de la balle. — Guérison.* (Malade présenté à la Soc. de chirurgie, le 9 janv. 1901.)

En octobre 1900, le nommé L. M..., âgé de 20 ans, se tire deux balles dans la région temporale droite avec un revolver, calibre 9 millimètres. Aussitôt après, il est transporté à l'Hôtel-Dieu de Poitiers. Il est en état de commotion cérébrale. M. Malapert nettoie la plaie, enlève les esquilles, des fragments du tissu cérébral ; il désinfecte complètement la région et extirpe une des balles qui est aplatie contre le temporal. L'autre balle est pénétrante. Grâce à ce traitement, il ne survient aucune complication infectieuse ; le malade guérit de sa plaie. Il garde une céphalalgie assez tenace et siégeant toujours dans la région frontale. Mais actuellement (décembre 1900) il ne présente aucun autre accident qu'une céphalée frontale assez fréquente.

Le malade est conduit à Paris, et il entre dans le service de M. le professeur Le Dentu à l'hôpital Necker. M. Mauclaire fait radiographier le malade par M. Contremoulins. Celui-ci localise la balle dans l'hémisphère cérébral du côté opposé à 2 ou 3 centimètres de la paroi interne du crâne et approximativement au milieu de l'extrémité postérieure de la deuxième circonvolution frontale gauche. Grâce à cette localisation, l'extirpation de la balle paraît relativement facile. Aussi en raison de cette facilité et à titre préventif des accidents cérébraux tardifs possibles, l'extirpation de la balle est proposée au malade qui l'accepte avec empressement. L'opération est faite par M. Mauclaire le 15 décembre 1900.

Une couronne de trépan de 2 centimètres et demi de diamètre est appliquée au point précisé par M. Contremoulins. La rondelle osseuse est mise dans une compresse stérilisée ; la dure-mère est incisée en croix.

La circonvolution cérébrale sous-jacente paraît saine. On explore avec un stylet la profondeur de cette circonvolution et on rencontre la balle très peu déformée à une profondeur de 2 centimètres environ au point précisé par M. Contremoulins. Elle est extirpée avec une pince à griffes. Suture de la dure-mère. Réapplication de la rondelle osseuse, petit drain de sûreté, car le cuir chevelu saignait beaucoup. Il est enlevé le quatrième jour. Guérison très rapide sans accident.

Cette observation montre un des grands avantages de la méthode Contremoulins : Pour arriver sur le projectile il a suffi d'une *simple couronne* de trépan (V. aussi XXVIII); on n'a pas eu besoin d'enlever un large lambeau osseux. De plus après l'extraction de la balle, cette rondelle osseuse a pu être remise en place.

Observation XLII

Extraction à l'aide de la radiographie d'une balle restée dans le cerveau pendant deux ans et huit mois et ayant déterminé des accidents. Lewschin (de Moscou). *Centralblatt für Chirurgie* (25 août 1900). Résumée.

K. B..., 20 ans, se tire un coup de revolver Le Faucheux (cal. 9) dans la région frontale, le 7 mai 1877. Le blessé tomba mais ne perdit pas connaissance. Il est transporté à l'hôpital où la blessure guérit en deux semaines. Il sort ayant une paralysie des extrémités à gauche et une céphalée très intense.

Pendant l'année suivante il y eut une amélioration de la paralysie et localisation de la céphalée à la partie droite de l'occiput.

A la seconde entrée du malade à l'hôpital, la paralysie des extrémités supérieures était tout aussi nette que celle des inférieures. La motilité des muscles du visage et la sensibilité de la peau était conservée. On n'a rien remarqué, ni dans les organes internes ni dans l'urine. Hémianopsie gauche. Fortes douleurs des deux côtés de la tête surtout à droite, dans l'occiput.

Radiographie. — Une première épreuve radiographique est prise suivant le plan frontal. On remarque sur le côté droit de la tête une tache nette qui par son contour rappelle la forme d'une balle. Le bord inférieur de cette tache est séparé de la courbe la plus inférieure de l'occiput par 3 centim. 1/2. Une seconde radiographie fait voir également dans l'occiput une tache, dont le bord est séparé de la suture médiane par 3 centimètres et demi. Des deux clichés on peut conclure que la balle se trouve dans l'hémisphère droit à une distance de 2 centimètres et demi du plancher inférieur du crâne.

Opération. — Le 2 mars, trépanation suivant la méthode de Doyen. La paroi crânienne étant enlevée, la sonde arrive facilement sur la balle. On incise le cerveau sur une profondeur de 2 centimètres et on trouve à cette profondeur la balle entourée d'une coque fibreuse. Au onzième jour, la plaie est réunie par première intention et l'appétit normal.

24 mai 1900. — Le malade a été revu. Pas de douleurs, sauf quand il remue un peu la tête et se couche sur le côté. Il y a amélioration des mouvements et de la sensibilité. L'état du blessé est aussi bien que possible.

19 juin. — Le malade écrit au professeur Lewschin qu'il va mieux de jour en jour,

Observation XLIII

Balle intra-crânienne. — Radiographie. — Extirpation. — Guérison. Péraire, Soc. anat., 22 fév. 1901. in *Presse Méd.*, 1901, n° 19.

M. Péraire montre deux radiographies faites sur un malade qui portait une balle de revolver intra-crânienne. Ce malade présentait des troubles cérébraux suffisamment graves pour nécessiter l'intervention. Les radiographies font bien voir le point où se trouvait exactement la balle. Celle-ci fut extraite par l'opération du trépan. Aussitôt après, tous les accidents présentés par le malade disparurent et les suites furent des plus simples. Le corps étranger avait pu rester douze ans en place sans que le malade en souffrît ; et c'est depuis huit mois seulement qu'il s'en était plaint.

La balle avait été déformée en passant à travers le crâne, et le tissu osseux s'était entièrement reformé sans laisser aucune trace de la lésion primitive.

OBSERVATION XLIV

Balle située au quart supérieur du maxillaire inférieur. — Dédoublement du projectile en deux fragments. — Radiographie, par M. CONTREMOULINS. — Extraction. — Guérison. (MAUCLAIRE, inédite.)

Malade entré en août 1900 à l'hôpital Wecker avec une balle entrée près de la narine droite et qui est allée se loger à la face interne de la branche montante du maxillaire inférieur au niveau de son quart supérieur. M. Contremoulins précise avec son appareil le siège de la balle qui s'est dédoublée, car on voit une petite lamelle supplémentaire plus profondément située. M. Mauclaire se demande s'il ne s'agirait pas d'une esquille osseuse venant du maxillaire. Quoiqu'il en soit, la balle elle-même est enlevée. Le petit fragment de balle ou fragment osseux, trop profondément situé dans la région parotidienne, est laissé en place. Guérison.

BIBLIOTHÈQUE NATIONALE R. F. IMPRIMÉS

CONCLUSIONS

I. — Le séjour d'une balle dans la cavité intra-
crânienne peut causer au blessé, au moins dans la moitié
des cas, des accidents tardifs graves entraînant parfois
la mort. -

II. — Les divers moyens d'investigation employés
avant la radiographie (sondes de divers modèles, aphasie,
paralysie faciale, monoplégie, permettant de faire une
localisation cérébrale) ne pouvaient donner au chirurgien *dans tous les cas* une indication sur la situation
exacte d'un projectile perdu dans le crâne. Ces projectiles subissent parfois dans l'encéphale une certaine migration sous l'influence de la pesanteur.

III. — La radiographie donne de précieux renseignements sur le nombre, le volume, la forme des projectiles
perdus dans le crâne. Elle permet de reconnaître la
situation des balles sous-craniennes entrées par la zone
neutre de la région zygomatico-temporale (Mauclaire).

IV. — La méthode Contremoulins permet de connaître avec une *précision rigoureuse* la situation du projectile. Les autres méthodes dites exactes (Davidson, Mergier, Sechehaye) semblent moins précises.

V. — On peut donc aujourd'hui aller sûrement à la recherche d'une balle intra- crânienne et l'extraire quand les troubles encéphaliques permettent de prévoir de graves complications (abcès, méningo-encéphalite, etc.).

VI. — En agissant ainsi, on préservera son malade des accidents tardifs qui surviennent après les plaies pénétrantes du crâne, accidents fréquents et souvent mortels comme le montre la statistique de Bradfort et Smith.

BIBLIOTHÈQUE NATIONALE R. F. IMPRIMÉS

BIBLIOGRAPHIE

BEAUVAIS (de). — Projectiles dans la tête chez deux criminels ayant tenté de se suicider *(France méd. et Par. méd.,* Paris, 1898).

BERGER. — Plaie du cerveau par balle de revolver, etc. *Sem. méd.,* Paris, 1889.

BRADFORT et SMITH. — Penetrating gunshot wounds of the skull. *Boston med. s. j.* 1891, p. 401.

BRANDT. — La radiographie, 1899.

BRISSAUD et LONDE. — Photographie par les rayons de Rontgen d'une balle de 7 mill. dans le cerveau. Note présentée par M. Marey *(Bull. Aca. des Sc.,* 1896).

BROCA et MAUBRAC. — *Traité de chirurgie cérébrale.* Paris, 1896.

BRYANT. — Treatment of penetrating gunshot wounds of the cranium. *New-York med. j.,* 1888.

CHIPAULT. — *Traité Le Dentu et Delbet.* Art. lésions du crâne par armes à feu.

Compendium de chirurgie, t. II. Crâne. Art. V. Corps étrangers.

CONTREMOULINS. — Méthode et appareil de recherche des corps étrangers dans le crâne. *Rev. ill. de polytech. méd.,* Paris, 1898.

DAGRON et DELBET. — Plaies pénétrantes de crâne par balles de revolver. *Bull. soc. anatom.,* Paris, 1891.

Delorme. — Rapport pour le prix Laborie. *Bull. Ac. méd.*, 1899.

Détermination des corps étrangers par la radiographie. *Rev. ill. de polytech. méd.*, Paris, 1898.

Discussion sur les plaies pénétrantes du crâne. *Bull. soc. chirurgie*, 1894.

Esprit. — De la non-intervention primitive dans les plaies pénétrantes du crâne par projectiles de petit calibre. *Th.* Paris, 1887.

Flurher. — A successfull operation for the extraction of a pistol-ball from the brain. *N. Y. med. j.*, 1885.

Flourens. — Note sur la curabilité des abcès du cerveau. *Bull. Ac. des sc.*, 1862 et 1869.

Forquin. — Détermination exacte de la position des corps étrangers dans l'organisme par l'emploi des rayons de Rontgen. *Th.*, Nancy, 1899.

Garland. — Sur la mort subite. *Th.* Paris, 1832.

Geschwind et Berger. — *Bull. Soc. Ch.*, 1897.

Gouvernaire. — De l'intervention primitive dans les plaies du cerveau par balle de revolver. *Th.*, Paris, 1894.

Laborde. — Rapport sur la communication de MM. Barthélemy et Oudin. *Bull. Acad. Méd.*, 1899.

Lapeyre. — De la trépanation immédiate dans les plaies pénétrantes du crâne par balles de revolver du commerce. *Presse Méd.*, 1895.

Laval. — La radiographie appliquée aux projectiles logés dans la tête. *Gaz. heh. méd. et ch.*, Paris, 1900.

Loison. — Emploi des rayons X pendant la guerre gréco-turque et les expéditions coloniales. *La radiographie* 1899.

Lucas. — Extraction d'une balle du cerveau à l'aide des rayons X. *Brit. med. J.*, 1899.

Marey. — Extraction d'un projectile contenu dans le crâne

et dont le siège précis a été déterminé par le procédé de
MM. Rémy et Contremoulins. *Bull. Ac. méd.*, 1897.

MONDOT. — Extraction d'une balle à l'aide des rayons X.
Cong. franç. ch., 1899.

MERMET. — Plaie pénétrante du crâne par balle de revolver.
Bull. Soc. anat., Paris, 1895.

MORESTIN. — Plaie pénétrante du crâne par coup de revolver.
Extraction de la balle. Rapport de M. Walther. Discussion.
Bull. Soc. ch., Paris, 1900.

MASSON. — Contribution à l'étude du mode d'action de la cra-
niotomie. *Th.*, Lyon, 1894.

PÉAN. — Sur l'extraction de deux projectiles à l'aide de la
méthode de M. Mergier. *Bull. Ac. méd.*, 1897.

PICQUÉ. — De la non intervention primitive dans les plaies
par balle de revolver. *Gaz. hebd. méd. et ch.*, Paris, 1880.

REGNIER. — La radioscopie et la radiographie dans la pratique
journalière. *Bull. méd.*, Paris, 1901.

REYNIER. — Balle de revolver dans la cavité orbitaire externe
extraite avec l'appareil Contremoulins. (*Bull. Soc. ch.*,
1900.)

RICARD. — Complications des traumatismes in *Traité Le Dentu
et Delbet*.

SECHEHAYE. — Etude sur la localisation des corps étrangers au
moyen des rayons de Rontgen, contenant un exposé d'une
méthode nouvelle. *Rev. méd. Suisse romande.* Déc. 189
et janvier 1899.

TUFFIER. — Extraction de corps étrangers à l'aide de l'appareil
Contremoulins. *Bull. Ac. méd.*, 1899. *Presse méd.*, 1899.
Bull. Soc. ch., 1901.

IMPRIMERIE F. DEVERDUN, BUZANÇAIS (INDRE)

www.ingramcontent.com/pod-product-compliance
Ingram Content Group UK Ltd.
Pitfield, Milton Keynes, MK11 3LW, UK
UKHW020007100726
13658UKWH00002B/857

9 782019 259549